AF467639

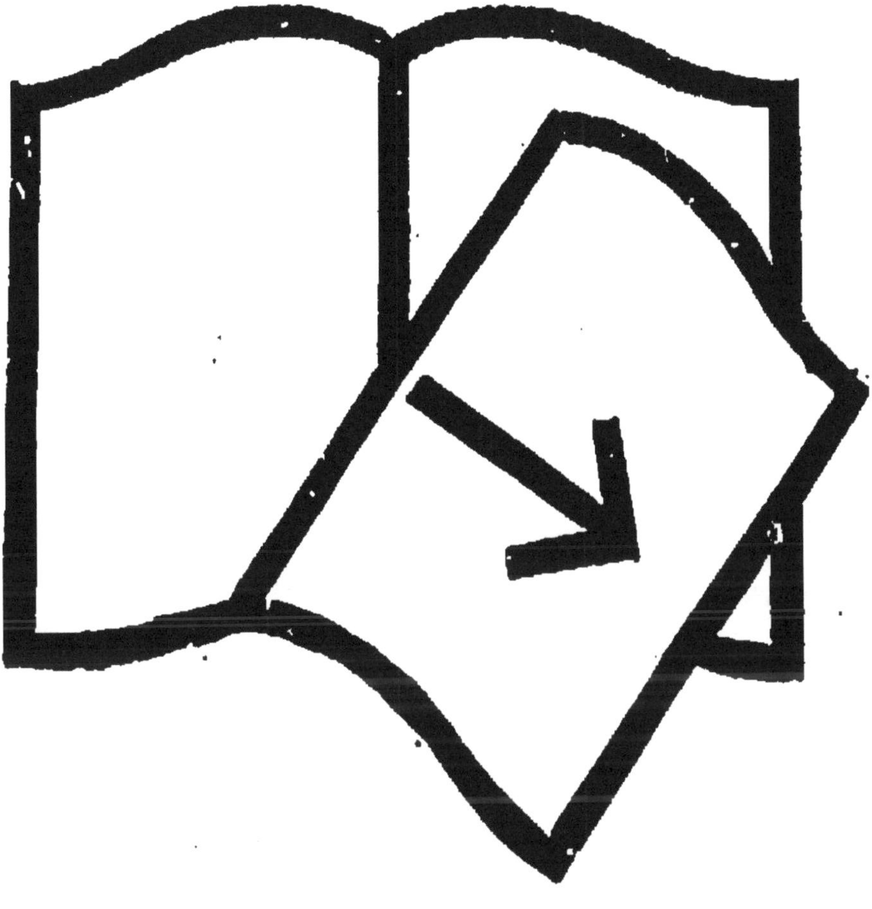

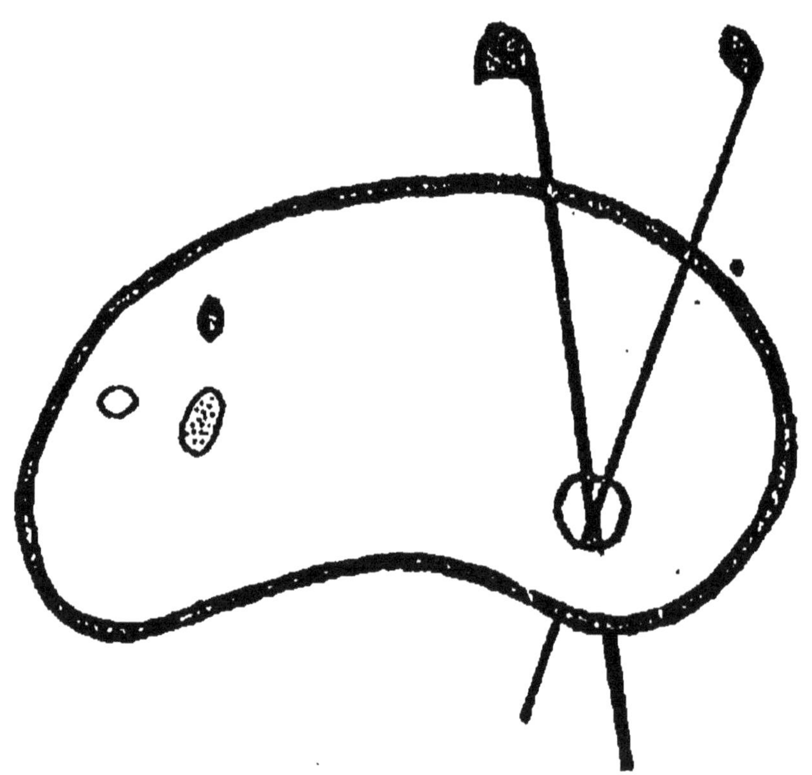

DEBUT D'UNE SERIE DE DOCUMENTS
EN COULEUR

NOSOGRAPHIE ET PHYSIOLOGIE PATHOLOGIQUE

DE

L'ASTHÉNIE MOTRICE BULBOSPINALE

Syndrôme d'ERB GOLDFLAM

(OBSERVATIONS INÉDITES)

PAR

Le Dr P. FONTANEL

MÉDECIN STAGIAIRE AU VAL-DE-GRÂCE

ANCIEN INTERNE PROVISOIRE DES HÔPITAUX DE LYON

Non nova, sed nove.

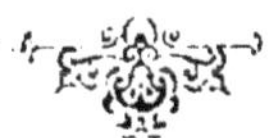

LYON

IMPRIMERIE R. SCHNEIDER

Ancne SCHNEIDER FRÈRES

Quai de l'Hôpital, 9

—

1905

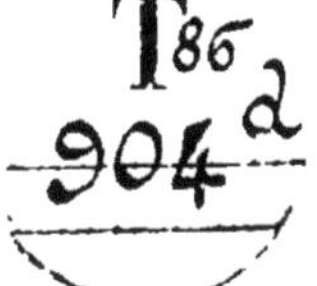

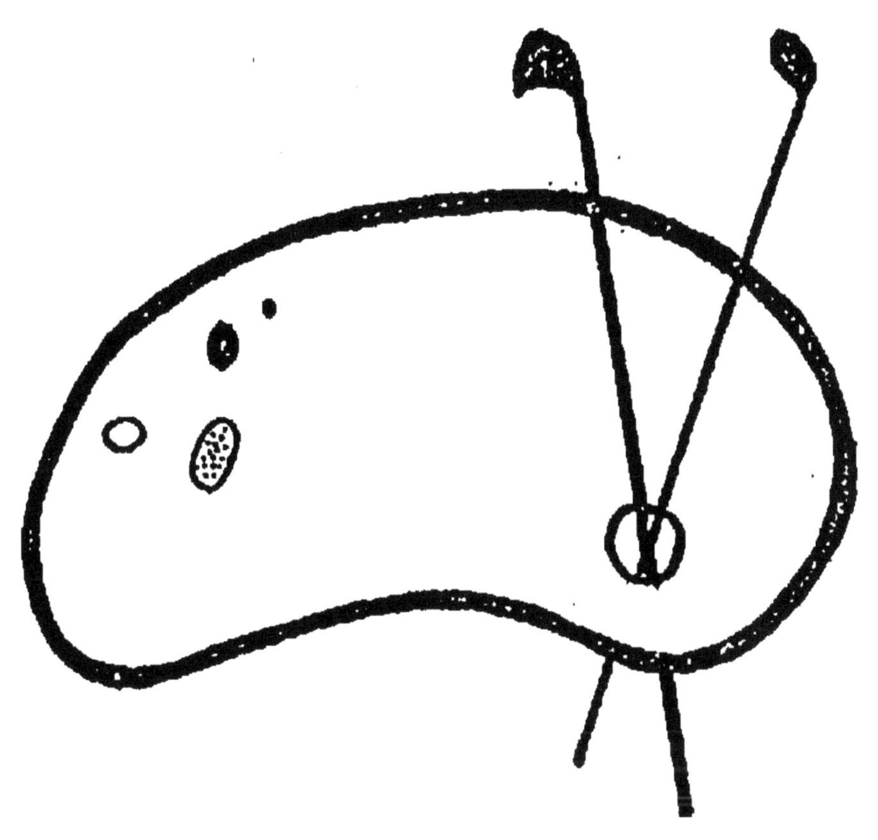

FIN D'UNE SERIE DE DOCUMENTS
EN COULEUR

NOSOGRAPHIE ET PHYSIOLOGIE PATHOLOGIQUE

DE

L'ASTHÉNIE MOTRICE BULBOSPINALE

Syndrôme d'ERB GOLDFLAM

(OBSERVATIONS INÉDITES)

NOSOGRAPHIE ET PHYSIOLOGIE PATHOLOGIQUE

DE

L'ASTHÉNIE MOTRICE BULBOSPINALE

Syndrôme d'ERB GOLDFLAM

(OBSERVATIONS INÉDITES)

PAR

Le Dr P. FONTANEL

MÉDECIN STAGIAIRE AU VAL-DE-GRACE

ANCIEN INTERNE PROVISOIRE DES HOPITAUX DE LYON

Non nova, sed nove.

LYON
IMPRIMERIE R. SCHNEIDER
Anct SCHNEIDER FRÈRES
Quai de l'Hôpital, 9

1905

Je dédie ce premier travail

A MA MÈRE

en témoignage de mon amour filial.

De mon père je garde précieusement le souvenir ému. Ses exemples, l'amour infini de ma mère, l'affection profonde de mes frères et de ma sœur, les preuves d'attachement que je reçus de tous mes parents, de rares amitiés qui me sont précieuses m'ont souvent encouragé et soutenu. Le jour est venu d'assurer de ma gratitude et de mes sentiments réciproques ceux qui m'ont ainsi fait éprouver la vraie joie de vivre.

Aux professeurs Grasset et Rauzier, je dois plus qu'une reconnaissance scientifique ; qu'ils me permettent de leur exprimer une affection respectueuse.

Madame Chastel et ses aimables fils ont droit à toute notre reconnaissance. Leur affectueuse sympathie nous a consolé dans des heures pénibles.

Monsieur le médecin-major Franchet et Monsieur le docteur Birot et leurs familles nous ont toujours réservé le meilleur accueil. Nous ne saurions oublier leur amabilité.

A MES MAITRES DES HOPITAUX DE MONTPELLIER

1900-1903

A Monsieur le Professeur ESTOR.
A Monsieur le Professeur TRUC.
A Monsieur le Professeur GRASSET.
A Monsieur le Professeur BAUMEL.

Dont j'ai eu l'honneur d'être l'externe.

A MES MAITRES DES HOPITAUX DE LYON

1903-1905

A la mémoire du Professeur GAILLETON.
A Monsieur le Professeur ROLLET.
A Monsieur le Professeur Maurice POLLOSSON.
A Monsieur le Professeur Agrégé VILLARD.

Dont j'ai eu l'honneur d'être l'externe.

A Monsieur le Professeur BONDET.
A Monsieur le Professeur PONCET.
A Monsieur le Professeur COURMONT.
A Monsieur le Professeur Agrégé VILLARD.
A Monsieur le Professeur Agrégé BERARD.

Chez qui j'ai eu l'honneur de faire des suppléances d'interne.

J'adresse à tous ces maîtres ainsi qu'à Monsieur le Professeur Ville et à Monsieur le Professeur Agrégé Jeanbrau le témoignage de mon admiration pour leur science et mes remerciements pour leur indulgence et leur affabilité.

A mon Président de Thèse

MONSIEUR LE PROFESSEUR LÉPINE

Professeur de Clinique médicale,
Membre correspondant de l'Institut,
Associé de l'Académie de Médecine,
Officier de la Légion d'honneur.

*qui m'accueillit avec bienveillance et
me fait le grand honneur de juger
ce travail inaugural.*

INTRODUCTION

Au cours d'une clinique, à propos d'un malade pour lequel il discute, le diagnostic de paralysie diffuse de Gübler, le professeur Pitres[1] dit :

« Il est infiniment probable que si ce malade était soumis à l'examen de plusieurs médecins également compétents, il serait l'objet de diagnostics différents... Tous ou presque tous feraient un diagnostic anatomique, d'accord avec les enseignements de la pathologie descriptive classique qui fait des classifications anatomiques et s'efforce d'y faire entrer, sans toujours y parvenir, les syndromes morbides. En réalité, cette tentative est souvent vaine, et ceci est surtout vrai pour les paralysies qui surviennent au décours des maladies infectieuses. On connaît bien les formes symptomatiques, les types cliniques qu'elles sont susceptibles de revêtir, on connaît moins bien les lésions qui en sont la cause efficiente et surtout l'on ne sait pas la part qui peut revenir, dans un cas donné, aux lésions des nerfs périphériques et aux lésions primitives de la moelle... On

[1] Pitres, Leçon clinique publiée par Verger. — (*Journal de méd. de Bordeaux*, 1903, n° 41.)

doit donc s'en tenir au diagnostic de la *forme clinique* du syndrome... »

Tout cela pourrait presque intégralement s'appliquer à l'« asthénie motrice bulbo-spinale[1] ». Son étude nous a démontré que les limites en étaient floues; nous essayerons de les préciser. Mais, à l'heure actuelle, il nous semble devoir adopter la réserve dont sont empreintes les lignes de l'éminent professeur de Bordeaux.

Nous n'essayerons pas de démêler le problème pathogénique. Nous envisagerons avec plus de sûreté les faits acquis.

Donc, dans un premier chapitre, après trois observations inédites, nous limiterons le syndrome aux éléments qui le caractérisent.

Dans un deuxième chapitre, nous examinerons les phases et l'état actuel de la question, et nous conclurons au syndrome contre l'idée entité clinique.

Dans un dernier chapitre, nous tenterons un essai de physiologie pathologique.

M. le Dr Leclerc, médecin des hôpitaux, nous a

[1] Nous choisissons au milieu de la riche synonymie la dernière expression en date, donnée par Raymond. Voici toutes celles qui ont été écrites. Poliomesencephalomyélite (Kalischer); Myasténie grave pseudo-paralytique (Jolly); Paralysie bulbaire sans lésions anatomiques (Oppenheim); Paralysie bulbaire asthénique (Strümpell); Paralysie asthénique (Fajerstajz); Syndrome paralytique vraisemblablement curable (Goldflam); Ophtalmoplégie externe progressive avec paralysie bulbaire terminale (Eisenlohr); Paralysie bulbaire subaiguë à type descendant (Charcot et Marinesco); Maladie de Erb (Murri); Maladie de Erb-Goldflam; Maladie de Hoppe-Goldflam; Maladie de Wilks, syndrome de Erb; Hypocinésie de Erb (Finizio).

inspiré le sujet de ce travail. Nous sommes heureux de rendre hommage à son amabilité et à son grand esprit clinique. Nous le remercions de l'intérêt qu'il nous a toujours témoigné.

M. le professeur agrégé Lannois, médecin des hôpitaux, a bien voulu mettre à notre disposition deux observations. Il nous fait l'honneur de juger ce travail. Il a droit à notre reconnaissance.

M. le Dr Josserand, médecin des hôpitaux, veut bien nous laisser publier une très intéressante observation ; qu'il veuille bien agréer le témoignage de notre profonde gratitude.

Nous remercions MM. les professeurs agrégés Chatin et Nicolas de l'honneur qu'ils nous font en acceptant de faire partie du jury de notre thèse.

CHAPITRE I

OBSERVATIONS D'ASTHÉNIE MOTRICE BULBO-SPINALE. ÉLÉMENTS MORBIDES CARACTÉRISTIQUES

> Les faits sont les seules réalités qui permettent la recherche de la vérité.
>
> (F. Guyon.)

Observation I

(Due à l'obligeance de M. le Dr Leclerc.)

P. M. a été présenté le 2 décembre 1901, à la Société de médecine de Lyon.

Vingt-quatre ans. Couturière. — Pas d'antécédents héréditaires ou personnels. Pas d'alcoolisme, aucun signe de syphilis.

Sans cause appréciable, vingt mois auparavant (la malade ne peut préciser la date exacte), début par de la diplopie et de la difficulté à regarder latéralement. Presque en même temps, faiblesse dans les membres supérieurs : en mangeant la malade ne pouvait après quelques mouvements porter la cuiller à la bouche. Elle avait comme de la « gêne au bout des bras ». Sept ou huit mois après, affaiblissement des membres inférieurs : la malade monte un escalier par à-coups, obligée de s'arrêter toutes les trois ou quatre marches.

Quelque temps après, P. M. s'est aperçue que sa tête tombait par intervalles et que la mastication devenait difficile. Elle dit bien que ces divers troubles étaient variables dans le moment de leur apparition et dans leur évolution suivant les jours et suivant les périodes.

En décembre 1902, on constatait : une ophtalmoplégie

externe double totale, complète pour le droit externe et incomplète pour les autres muscles moteurs du globe qui sont néanmoins tous intéressés; de l'ophtalmoplégie interne partielle (les pupilles réagissent à la lumière non à l'accommodation) la papille est normale ainsi que le champ visuel et la vision des couleurs; pas de ptosis complet, mais un peu de parésie des releveurs des paupières. Les muscles innervés par le facial supérieur ou inférieur ne sont pas sensiblement touchés. Les mouvements de la langue sont parfaitement conservés; de temps en temps, parésie des muscles de la déglutition et rejet des aliments par le nez. Il y a de l'affaiblissement marqué des muscles masticateurs; la malade a beaucoup de peine à finir ses repas parce qu'elle est lasse; de la parésie prononcée des muscles de la racine des membres supérieurs (deltoïde principalement), moins prononcée aux membres inférieurs; la malade marche lentement avec un peu d'hésitation et, au lieu de suivre une ligne droite, elle fait quelques X. Quand elle monte les escaliers, il lui arrive, après avoir gravi quelques marches, de ne pas pouvoir monter plus haut et de tomber à genoux.

Les réflexes cutanés et tendineux sont normaux. Aucun trouble de la sensibilité. Pas de trace d'atrophie musculaire. Aucun signe d'hystérie. Il y a beaucoup de variabilité dans la faiblesse musculaire. La malade a ses bons et ses mauvais jours. L'asthénie musculaire s'accentue avec la répétition des mouvements qui produit l'épuisement musculaire.

Après un séjour de quelques jours, la malade sort dans l'état où elle était rentrée. Elle revient chez elle. Depuis, le même état a persisté. C'est toujours la fatigue rapide dans la plupart des mouvements. Ceux du membre supérieur sont particulièrement difficiles; la malade pour se coiffer est obligée d'appuyer les coudes, elle ne peut élever les bras au-dessus de l'horizontale. La station debout est plus facile et peut être très prolongée. Le mouvement pour ramasser un objet est resté pénible (cependant la malade ne ressent ni raideur, ni douleur), toujours la plus grande difficulté existe pour monter et surtout pour descendre les escaliers. Il y a eu des périodes de mieux relatif ou d'état plus mauvais.

Il y a un an (décembre 1903 et premiers mois de 1904), période des plus mauvaises. P. M. ne peut se dévêtir toute seule et ne peut monter sur son lit toute seule. Fréquemment la tête tombe en avant. Pendant quatre mois elle ne peut mâcher : sa nourriture se constitue seulement de potages, les liquides sont bien déglutis, mais quelquefois rejetés par le nez. Les troubles de la parole, jusque-là peu intenses et passagers, deviennent très accentués, la malade bredouille à peine quelques paroles, la voix est nasonnée. Jamais il n'y a eu de paralysie persistante.

Au début de juin 1904, après un refroidissement avec angine légère, des crises d'étouffement surviennent : deux le premier jour, deux ou trois le jour suivant. Ces crises de dyspnée, écrit le médecin qui la soignait, furent bien consécutives à une angine saisonnière. Mais cette angine, déjà sur son déclin, sinon guérie quand se produisirent les phénomènes dyspnéïques, ne peut être incriminée comme cause ».

Après cette crise, la malade, peu à peu, est mieux allée. Elle a même repris quelques occupations.

Etat au 15 février 1905. — Examen du système nerveux : la malade peut faire volontairement à peu près tous les mouvements. Seuls les mouvements du globe oculaire sont à peu près nuls. Il n'existe qu'une légère conservation du droit interne. Cependant, il n'y a ni strabisme, ni diplopie. Les pupilles sont légèrement inégales ; la gauche plus grande que la droite ; elles réagissent très bien à la lumière mais se relâchent peu à peu. Elles ne se contractent pas à l'accommodation. Pas de rétrécissement du champ visuel, pas de dyschromatospie. Le degré d'ouverture des paupières est très variable suivant les moments ; la malade ouvre grands les yeux, mais peu à peu, malgré ses efforts, les paupières retombent : à droite plus vite qu'à gauche. La contraction de l'orbiculaire ne peut être maintenue longtemps.

L'orbiculaire des lèvres maintient au contraire sa contraction. Les muscles releveurs et abaisseurs de la machoire résistent assez bien. L'acte de mâcher est cependant difficile; dès que l'aliment est un peu dur, la fatigue revient vite; la mastication est toujours assez lente. La déglutition est assez bonne. les aliments sont bien avalés, les liquides ne passent plus par le nez.

La malade garde sa tête bien droite, elle ne retombe pas lorsqu'elle porte un chapeau. La force musculaire est bien conservée dans les muscles de la nuque, mais la résistance n'est certainement pas aussi persistante que normalement.

Aux membres supérieurs : l'abduction du bras est difficilement maintenue. L'adduction vaut mieux, mais cède au bout de peu de temps : ces phénomènes sont plus marqués au bras droit.

La flexion de l'avant-bras est bien maintenue, l'extension se fatigue plus vite. La force de flexion de la main est mieux conservée que celle d'extension. La respiration est facile. Cependant certains jours, après un effort, la malade sent de la gêne pour respirer.

La malade ramasse assez facilement un objet par terre, même plusieurs fois de suite. Mais elle ne peut s asseoir sur son lit sans s'aider beaucoup de ses mains. Etant assise, elle ne peut fléchir ou conserver fléchie la cuisse sur le bassin. L'extension est plus forte et plus persistante. De même au genou et au cou-de-pied. La marche est bien coordonnée, cependant quelques X. Elle est supportée assez longtemps.

La montée des escaliers se fait assez bien lorsqu'elle n'est pas trop longue.

La vue est un peu basse, mais avec des lorgnons, la malade lit facilement et longtemps. L'ouïe est bonne, l'odorat et le goût bien conservés. La malade se fatigue en parlant et parle souvent du nez.

La sensibilité est très bien conservée ; aucun trouble ; pas de zones d'hypéresthésie, pas d'anesthésie.

La sens musculaire est normal.

Le régime des réflexes est assez variable, normaux ou exagérés, surtout à droite. La recherche du signe de Babinsky ne provoque qu'un mouvement général du membre inférieur, pas de mouvement des orteils.

Les réflexes pharyngien et conjonctival sont normaux.

Pas d'atrophie musculaire, pas de contractions fibrillaires. Pas de pseudohypertrophie. Jamais de crises de nerfs, de perte de connaissance, de rire ou de pleurer convulsifs. Aucun trouble psychique.

Quelques phénomènes migraineux de temps en temps (hémicranie, troubles digestifs).

Pas de fatigue matinale.

Pas de troubles digestifs notables sauf un peu de constipation.

Pas de troubles urinaires de sécrétion ou de miction.

Rien à noter aux poumons et au cœur.

Le pouls bat à 86 matin et soir.

État électrique des muscles : Réaction de Jolly nette au niveau des deltoïdes, des masseters, des muscles de la jambe et de la cuisse, n'existant pas à l'avant-bras.

Pas de Rd.

15 novembre 1905. — L'état de la malade est resté à peu près pareil. Rien de particulier à noter.

Observation II[1]

Leclerc et Sarvonat, *in Revue de médecine* novembre 1905.

Syndrome d'Erb depuis quelques mois. — Mort avec oppression. — Pas de lésions macroscopiques.

Sém., vingt-trois ans, domestique, entrée à l'Hôtel-Dieu le 3 mai 1904 ; morte le 7 mai 1904.

Les parents de la malade sont morts alors qu'elle était très jeune ; elle sait seulement que sa mère était nerveuse. Elle n'a qu'une sœur, mais non de la même mère. Celle-ci est, du reste, bien portante.

Dans ses antécédents personnels, on relève la rougeole à six ans, la coqueluche à huit ans. Elle a eu une bonne santé ; elle a été réglée à dix-sept ans, régulièrement. Elle a toujours été nerveuse ; elle avait parfois la sensation de boule œsophagienne, mais n'a jamais présenté de crise convulsive.

Elle a préparé les examens de l'école normale, sans succès d'ailleurs ; à la suite de son échec, elle a dû se placer domestique. Depuis un an environ, elle aurait eu un travail qu'elle trouvait pénible et parfois au-dessus de ses forces.

A ce moment, elle devint de plus en plus nerveuse ; elle avait parfois un peu de peine à parler ou à avaler ; il lui arrivait de laisser tomber ce qu'elle tenait à la main. D'une façon générale, elle se sentait très lasse.

En même temps, elle commença à éprouver des malaises subits qu'elle décrit, du reste, assez mal. Sans cause, elle tombait à terre, mais se relevait un instant après, sans avoir présenté ni perte de connaissance, ni crise convulives, ni accidents dyspnéiques.

[1] Cette observation typique terminée par des accidents bulbaires nous a paru spécialement intéressante quoique récemment publiée surtout du fait de l'autopsie qui a donné des résultats positifs.

Son état nerveux s'aggravant de plus en plus, elle se rendit au mois de janvier 1904 en Savoie auprès d'un oncle pour se reposer; elle ne retira, du reste, aucun profit de cette cure de repos. Elle était de plus en plus énervée et de plus en plus faible. On lui fit remarquer à cette époque qu'elle avait parfois de l'asymétrie faciale d'une façon intermittente.

Elle entre à l'hôpital le 3 mai 1904 dans la nuit D'après ce que raconte la Sœur du service, elle serait restée à son entrée trois heures sans parler, tout en ayant sa connaissance.

Le 4, au matin, nous nous trouvons en présence d'une fille robuste, évidemment névropathe, triste, pleurant avec une grande facilité.

La malade reste au lit, triste, la tête un peu pendante; elle éprouve une certaine difficulté à la tenir relevée, pendant un certain temps; parfois elle la tient penchée de côté, plutôt à gauche qu'à droite.

La face est un peu asymétrique, mais d'une façon variable d'un moment à l'autre. Le sourcil, la joue, la commissure labiale du côté gauche sont un peu tombants. Les deux paupières supérieures tombent sur les globes oculaires; celle de gauche est un peu plus faible que l'autre.

La langue est mobile, symétrique, mais la malade ne peut pas la tirer plus de cinq ou six fois. Le voile du palais est mobile; au bout de quelques bouchées, la déglutition devient pénible, et la malade rejette les aliments par le nez. La parole, d'abord correcte, devient rapidement empâtée et indistincte, rappelant celle des hémiplégiques.

Quand la malade essaye de manger, elle s'arrête au bout de quelques bouchées; le mouvement des bras se ralentit, devient pénible, puis s'arrête; la mastication exige des efforts croissants, jusqu'au moment où elle s'arrête.

Les membres se fatiguent rapidement, la force de pression de la main s'épuise rapidement; la malade reste volontiers au lit pour éviter la fatigue.

La sensibilité cutanée au contact et à la piqûre est normale. On ne trouve pas de zone hystérogène.

Le réflexe cornéen est faible.

Le cœur bat à 80, régulier. Les bruits sont normaux.

L'appareil respiratoire ne présente pas de signe morbide.

La constipation est habituelle.

Les urines, de quantité et de coloration normales, ne renferment ni sucre ni albumine.

Deux jours après son entrée, le 6 au soir, vers 7 heures, sans que rien pût faire prévoir ou expliquer cet incident, la malade se met à présenter des « étouffements ». Objectivement, on constatait une dyspnée intense et du refroidissement des extrémités; le cœur était irrégulier. La malade rejetait quelques crachats séro-muqueux. A 9 heures du soir, l'examen du poumon ne révélait aucune particularité.

La mort survint à minuit.

L'*autopsie* a été pratiquée le 9 mai à 10 heures du matin. Le cadavre était en bon état de conservation. On n'a pu constater aucune lésion macroscopique. Les poumons, le cœur ne fournissaient pas l'explication de la mort. Le thymus ne fut pas aperçu, ni rien qui en occupât la place.

L'examen histologique du bulbe a été pratiqué au laboratoire d'anatomie pathologique de la Faculté, par M. le professeur agrégé Paviot, qui a bien voulu nous remettre la note suivante :

« Les coupes ont porté sur trois segments transversaux.

« Le premier en haut, comprenant encore les fibres transversales de la protubérance; le deuxième, à la portion moyenne du bulbe intéressant l'extrémité supérieure des olives bulbaires; le troisième, à la pointe du quatrième ventricule. Des colorations comparatives ont été faites au picro-carmin, à l'hématoxyline et à la méthode de Nissl. Les résultats ont été les suivants :

« On peut dire que toutes les cellules de tous les noyaux et des olives sont altérées à des degrés divers de la chromatolyse. C'est, tantôt le déplacement du noyau avec substance chromatophile diffuse ; c'est, voisinant, des corps cellulaires revenus à l'état rond ; d'autres fois, des bras ou toute une partie de la cellule disparue en voie de désintégration. Enfin, c'est très souvent une surcharge de pigment jaune. Les cellules complètement normales, soit dans les noyaux bulbaires, soit dans la protubérance, sont exceptionnelles.

« La lésion des cellules nerveuses est donc évidente et très diffuse. En outre, la substance nerveuse, dans l'intervalle des noyaux ne présente aucune hyperplasie névroglique; les vaisseaux sont aussi intacts et ne présentent pas d'infiltration périvasculaire. »

Observation III

(Due à l'obligeance de MM. les Drs Lannois et Roque.)

M. C..., cultivatrice, vingt-trois ans, entrée dans le service du Dr Lannois le 20 août 1903.

Son père alcoolique a eu une poussée de rhumatisme articulaire aigu. Sa mère, bien portante, aurait eu des fausses couches. A noter une consanguinité au quatrième degré. Un frère et une sœur, actuellement en bonne santé, auraient fait un séjour à Bron.

La malade a joui d'une bonne santé dans son enfance et son adolescence. A signaler seulement une rougeole à six ans. Elle a été réglée à quatorze ans, toujours régulièrement. Elle n'est pas mariée.

A l'âge de seize ans (1896), alors qu'elle faisait déjà un métier très fatigant (elle portait le lait chez des clients en ville), après avoir présenté des troubles dyspeptiques vagues — perte d'appétit, lenteur des digestions, ballonnement sans douleur épigastrique vraie ni renvois acides — elle eut, semble-t-il, une hématémèse : elle vomit du sang noirâtre avec des caillots. Cette hématémèse ne se reproduisit pas, mais on lui fit garder le lit pendant trois mois et un médecin la traita pour de « l'anémie » par des lavements de sang de veau. Elle se releva et put reprendre le travail de la terre ; elle avait complètement repris ses forces.

Six mois après environ (1897), elle remarqua que le soir après s'être beaucoup fatiguée, l'annulaire et le médius de la main droite se fléchissaient dans la paume et qu'elle ne pouvait les étendre. Après le repos de la nuit, tous les mouvements revenaient dans ces doigts. Bientôt cette gêne se fit sentir plus rapidement ; la malade ne remarqua pas un changement dans le volume des masses musculaires de l'avant-bras.

Bientôt après, les membres inférieurs devinrent faibles : la malade sentait les genoux fléchir sous elle et elle s'arrêtait pour ne point tomber. La gêne dans les mouvements gagna ensuite le pouce de la main gauche puis tous les autres doigts. L'impotence gagna ensuite des deux côtés tout le membre supérieur, surtout à droite.

L'année suivante (1898), même faiblesse du côté des membres inférieurs et de la nuque. En même temps évoluaient du côté des mains et des pieds des phénomènes de sclérodermie. Ceux-ci débutèrent vers l'âge de dix-sept ans par le pouce de la main gauche et ne furent pas précédés d'engourdissement ; il se produisait des pellicules fines qui desquamaient et se renouvelaient continuellement.

Dans le courant de 1899, la malade signale pendant une période de quinze jours une accentuation des phénomènes de fatigue qui devinrent très intenses.

Au début de 1902, la malade commença à présenter des troubles de la vue et de la parole. Elle présentait de la diplopie, ses paupières se fatiguaient et tendaient à tomber devant le globe oculaire. Si elle parlait, elle ne tardait pas à bredouiller et était obligée de s'arrêter.

Tous ces troubles s'accentuant, elle entre à l'hôpital.

On constate (20 août 1903) une scléro-dactylie de la

paume des deux mains et de la face dorsale des deux dernières phalanges. Les muscles de l'éminence thénar sont objectivement plus atrophiés à la main droite. Les doigts sont légèrement courbés vers la paume de la main comme si les extenseurs étaient un peu paralysés. Ces doigts sont effilés, les ongles hippocratiques ; à la radioscopie il y a de l'atrophie très nette des phalangettes. La main est rude, sèche, parsemée de sillons très profonds sur la paume et la pulpe des doigts. En d'autres points, la peau, très lisse, est difficile à saisir. Pas de troubles sensitifs à la recherche des trois modes la sensibilité.

Quand la malade reste pendant un moment dans la position qui est pour slle le maximum de l'extension, elle perçoit un tremblement et des sortes de contractures qui amènent la flexion des doigts vers la paume.

Aux avant-bras et aux bras, pas de signes objectifs d'atrophie, mais la malade ne peut faire aucun effort. Elle résiste mal aux mouvements de toute sorte auxquels on s'oppose. Ses bras lui semblent très lourds et c'est pour elle une grande fatigue de porter ses mains sur la tête : elle lance sa main d'un seul coup et ne peut faire le même mouvement progressivement. Elle ne peut se coiffer sans s'accouder et s'y reprendre à plusieurs fois.

Les membres inférieurs sont moins pris, mais il est difficile à la malade de marcher vite ou longtemps, c'est avec une grande difficulté qu'elle monte sur le lit d'examen. On ne découvre pas d'atrophie : il n'y a pas de secousses ou de tremblements fibrillaires.

A la face : pas d'atrophie musculaire, pas de sclérodermie de la langue, ni de la face interne des joues. La peau des joues est lisse et brillante, les lèvres desquament. La physionomie est un peu inexpressive.

Examen de l'œil : Acuité visuelle normale ; réaction pupillaire sans troubles ; pas de dyschromatopsie. Le champ visuel est normal. Le fond d'œil ne présente rien de spécial. Pas de nystagmus, pas de strabisme. Pas de paralysie oculomotrice proprement dite. Cependant lorsque la malade fixe un objet un peu longtemps, elle finit par avoir de la diplopie en même temps que ses paupières se ferment malgré elle.

Les muscles masticateurs présentent des troubles analogues : La malade mâche bien les premières bouchées puis est obligée de s'arrêter. A ce niveau, la réaction myasthénique de Jolly est très nette. La musculature du pharynx est également touchée : à la fin du repas, la malade renverse la tête en arrière pour faire descendre le bol alimentaire. Du côté de la voix, on note qu'au bout d'un certain tain temps la parole devient bredouillée et incompréhensible. C. M. est aussi dans l'impossibilité de siffler.

Pas de troubles sensoriels. Le pavillon de l'oreille est normal. La voute palatine est ogivale.

Du côté de la nuque, ni sclérodermie ni atrophie musculaire. Les phénomènes d'asthénie sont au contraire très nets : quand la malade lit, sa tête tombe au bout d'un certain temps, lorsqu'elle est couchée sur le dos, elle ne peut non plus soulever la tête seule.

La malade a un peu la « démarche de canard », elle se dandine en fléchissant latéralement le thorax sur le bassin.

Quand la malade est couchée à terre, elle est obligée pour se relever de se retourner sur le ventre et de se mettre à quatre pattes.

Les mensurations pratiquées en des points symétriques sur les membres ne démontrent pas de différence notable.

Etat psychique : mélancolie et pleurs faciles, zones d'hyperesthésie mammaire et ovarienne bilatérales, sans sensation de boule.

Les réflexes tendineux sont de façon générale un peu exagérés, mais il n'y a pas de trépidation épileptoïde. Les réflexes conjonctival et cornéen sont un peu diminués. Pas de troubles sphinctériens.

Ni sucre ni albumine dans les urines.

22 septembre 1904. — La malade sort du service. On l'a

traitée par l'électrisation et par des injections sous-cutanées de cacodylate de soude. Elle est améliorée, ses forces sont revenues : elle met ses deux mains sur sa tête sans les jeter, elle peut monter facilement sur son lit. Pour se relever, elle est encore obligée de passer par la position à quatre pattes, mais elle ne grimpe plus le long de ses jambes. Il persiste seulement une grande faiblesse au niveau des mains. C'est à peine si la malade peut faire un peu de crochet. Les phénomènes de sclérodermie persistent, il y a même une diminution assez manifeste des éminences thénar et hypothénar.

Au début de septembre 1905, elle est prise brusquement de céphalalgie violente et de courbature avec fièvre. Ces phénomènes persistent et il survient de la diarrhée. Pas d'épistaxis, ni de douleur abdominale. Le 12, la malade entre à l'Hôtel-Dieu dans le service de M. le Dr Roque.

Le ventre est un peu ballonné, la percussion dénote une augmentation de volume de la rate. Il y a plusieurs taches rosées. Il y a de la matité et quelques râles aux deux bases du poumon.

Depuis le début de l'affection qui est diagnostiquée fièvre typhoïde, la faiblesse musculaire s'est énormément exagérée, au point que la malade est incapable du moindre moudre mouvement ; si on lui écarte les jambes, elle ne peut même les ramener au contact.

Le 17 décembre, la malade présente de la dyspnée. On entend à la base gauche quelques râles sous-crépitants, avec de l'obscurité assez accentuée. Il y a de la pectoriloquie aphone et de l'égophonie.

On fait une ponction qui ne ramène pas de liquide.

La malade meurt dans la nuit avec une dyspnée très intense.

Autopsie. — 24 heures après. Aucune ulcération sur l'intestin, mais grosse rate de 290 grammes.

Aux poumons, hépatisation de la moitié inférieure du lobe inférieur gauche. Dans tout le reste du parenchyme :

petits foyers d'hépatisation disséminés. Rien au poumon droit. Pas d'épanchement dans la plèvre gauche.

Au cœur, rien d'anormal. Rien au foie. Un peu de congestion des reins.

Aux centres nerveux : Pas de lésion, sauf une hématomyélie ancienne au niveau de la région dorsale de la moelle épinière. Le corps pituitaire parait gros et ramolli.

Nous espérions pouvoir publier les résultats de l'examen microscopique; Celui-ci n'a pu être fait en temps utile. Il sera publié ultérieurement)

Observation IV

(Due à l'obligeance de M. le Dr Josserand.)

C. L., vingt et un an, cultivateur, Sainte-Jeanne, 9. entré le 12 février 1901.

Pas d'antécédents héréditaires notables, pas d'hérédité nerveuse.

Pas d'antécédents personnels, pas de maladie antérieure, pas d'alcoolisme ou d'autre intoxication. Pas de syphilis. Pas d'infection ancienne ou récente, décelable par l'interrogatoire ou l'examen.

Aucun signe de tuberculose pulmonaire, le malade ne s'enrhume pas facilement, ne tousse pas habituellement, n'a pas de signes physiques de bacillose.

Il y a deux ans (1900) chute de la paupière et diplopie ayant duré une quinzaine de jours.

A part cela, santé parfaite malgré des journées pénibles facilement supportées. Jamais de fatigue exagérée le soir. Pas de troubles du sommeil.

Vers le 15 octobre 1901, un jour à midi, presque immédiatement après le repas, le malade a de la blépharoptose droite. L'impossibilité d'ouvrir l'œil droit dure un mois, puis peu à peu, les mouvements de la paupière redeviennent possibles. Trois ou quatre jours après le retour à la normale, blépharoptose gauche qui persiste quinze jours. Puis nouvelle période de quatre ou cinq jours où les yeux s'ouvrent suivie d'une nouvelle blépharoptose droite qui dure quinze jours.

Enfin, état actuel : légère ptose de la paupière supérieure gauche, demi-ptose de la paupière droite.

En même temps que la blépharoptose, existait de la diplopie qui existe encore, mais très intermittente.

A la fin d'octobre (quinze jours après le début), céphalalgie sous forme de bandeau et de constriction frontale.

Au commencement de janvier 1902, cessation de cette céphalée qui réapparait au commencement de février sous forme d'une douleur légère mais constante, localisée au niveau de la région occipitale. En ce point cependant la pression ne révèle aucune douleur. A cette même époque, parole embarrassée et fatigue très rapide de la voix : le malade parle pendant deux ou trois minutes, puis, il lui est impossible de continuer. Après une minute de repos, reprise possible pendant deux ou trois minutes, etc. Le chant fatigue moins le malade que la voix parlée. Le sifflement est devenu impossible.

De même, gêne pour la mastication : obligé de s'arrêter après deux ou trois bouchées d'aliments, le malade doit se reposer quelques minutes avant de reprendre.

Mêmes phénomènes pendant l'acte de la déglutition; les aliments bien avalés au début du repas semblent ensuite s'arrêter dans l'œsophage.

Les membres supérieurs sont atteints depuis environ deux mois. Il y a perte brusque des forces, la résistance aux mouvements cesse rapidement. Cette résistance est d'ailleurs très faible dès le début.

Les membres inférieurs sont aussi devenus faibles depuis peu de temps. Cette faiblesse est peu marquée dans la station debout, mais la marche devient rapidement pénible.

Au bout d'un quart d'heure, les jambes fléchissent et le malade tomberait s'il ne s'asseyait pas.

Du côté mental : le caractère de C. L. est devenu un peu triste et inquiet.

Pas de troubles de l'instinct sexuel.

Examen des yeux.

Acuité visuelle : O. G. 2/3.

O. D. 2/3 faible.

Ptose partielle de la paupière, 1/2 à gauche, 1/4 à droite. Pas de résistance de la paupière quand on l'abaisse. Pas de plissement quand on dit au malade de fermer les yeux très fort (le facial supérieur semble donc pris). La musculature du globe oculaire ne paraît pas très atteinte ; les mouvements de latéralité sont un peu diminués ; le droit externe est nettement pris à gauche.

Recherche de la diplopie : œil droit couvert. Diplopie homonyme à droite ne paraissant pas augmenter lorsqu'on porte la bougie plus à droite ; paralysie du droit externe gauche.

Diplopie croisée à gauche augmentant si l'on porte la bougie plus à gauche ; paralysie du droit interne droit.

Diplopie croisée ; la fausse image est en bas et à gauche lorsqu'on explore la partie supérieure du champ visuel ; paralysie du droit supérieur droit.

Rien en bas directement.

Rien en bas et à gauche.

Diplopie homonyme en bas et à droite, mais les deux images sont parallèle. Pas de paralysie du petit oblique.

Diplopie croisée en haut et à gauche, mais les deux images sont parallèles. Pas de paralysie du grand oblique.

Réflexes pupillaires. — A la lumière, le réflexe est conservé mais la contraction cesse après une ou deux oscillations et le réflexe ne reparaît qu'après un repos de quelques instants.

A l'accommodation, de même.

Du côté de l'oreille : Dans l'effort, l'air reflue dans la

caisse du tympan produisant un bourdonnement intense mais passager : ce phénomène est surtout marqué à gauche.

L'acuité auditive est normale.

Les mouvements de mastication se font bien mais sont lents. A la fin du repas, il y a reflux des aliments par le nez. La parole devient vite, nasonnée, puis cesse complètement.

Le malade ne peut s'opposer au relèvement de la tête baissée. Il résiste mieux si l'on cherche à fléchir la tête rejetée en arrière.

Pas de troubles des sphincters.

On constate une atrophie manifeste des muscles de la main (les espaces interrosseux sont nettement creux) et de l'avant-bras gauche.

L'analyse des urines donne, le 21 février 1902 :

Sucre.	Néant.
Albumine . . .	—
Urée	21 gr. 28 par litre.
Pigments biliaires.	Néant.

Le malade sort le 21 février. Pendant son séjour, il présente des troubles très accentués de la marche, c'est à peine s'il pouvait faire quelques pas, et des mouvements des bras. On devait le nourrir à la cuiller.

A sa sortie, M. Josserand lui prescrit deux cuillerées à café par jour d'une solution de strychnine à 0,04 pour 100 pendant un mois, puis, pendant le mois suivant, XX gouttes par repas de teinture de kola à 1/5.

Le 16 mai 1902, M. Josserand revoit le malade dans son cabinet. Il n'y a presque plus de phénomènes oculaires sauf un peu de strabisme interne.

Grands progrès du côté de la parole : il n'y a plus de troubles. Plus de lassitude de la mastication ; il n'y a plus rejet par le nez. La nuque se relève vigoureusement. Grands progrès du côté des membres inférieurs : le malade fait très bien 500 mètres, monte et descend allègrement des escaliers.

Les membres supérieurs restent le plus intéressés : il ne peut se deshabiller, les doigt restent fléchis. Il y a toujours des creux intermétatarsiens et de l'impossibilité d'étendre les doigts et de les joindre.

Le malade a encore été revu plusieurs fois ; son état est toujours allé en s'améliorant, les phénomènes d'atrophie des interosseux se sont eux-mêmes amendés.

19 novembre 1905. — Nous avons reçu des nouvelles du malade. Il persiste de la faiblesse des membres supérieurs, mais C. L... a commencé à pouvoir travailler. Il y a en somme amélioration progressive.

Les nombreuses observations publiées d'« asthénie motrice bulbo-spinale » diffèrent entre elles par de nombreux points. Le plus grand nombre date de ces dernières années ; quelques unes ont peut-être été étiquetées trop facilement et sont douteuses ; une trop riche synonymie a pu intervenir pour créer des confusions. Malgré cela, même dans les observations les plus typiques, on retrouve un polymorphisme dû sans doute à une série d'éléments extrinsèques ou hétéromorphes qui changent la face de l'affection et donnent en même temps champ à des interprétations très diverses. De Buck écrivait en 1900 : « En parcourant les plus importants des cas publiés et les réflexions dont les auteurs les accompagnent, nous avons pu constater que nous sommes encore loin de l'unité de fait et de conception relatifs à l'affection ».

De même, en 1904, De Léon publie un cas « qu'il examine depuis neuf ans et qui a été l'objet des diagnostics les plus variés : hystérie, syphilis des centres nerveux, neurasthénie et particulièrement migraine ophtalmoplégique, sans en signaler d'autres plus invraisemblables, portés à Paris, Wiesbaden, Buenos-Ayres et Montevideo ». Dupré et Pagniez, en 1905, écrivent « Au cours de la discussion dont la malade a été l'objet devant la Société de neurologie, plusieurs membres de cette Société ont beaucoup hésité sur la nature réelle de l'affection et certains d'entre eux ont émis le diagnostic d'hystérie et de nature psychique des accidents. »

A l'heure actuelle, si les idées semblent assez nettes, il y a encore une certaine hésitation à affirmer ce diagnostic. Il nous paraît cependant exister un complexus symptomatique nettement différencié, bien mis en lumière depuis Erb et Goldflam par un grand nombre d'observateurs, qu'il est important de bien connaître car sa constatation devient une raison réserver le pronostic.

Notre description n'ajoutera rien de nouveau aux travaux qui ont déjà été écrits sur le même sujet ; nous nous efforcerons surtout de mettre en valeur les éléments caractéristiques et d'en bien déterminer les variations.

Nous croyons d'abord qu'il est nécessaire de *limiter* le complexus symptomatique 1° à un élément positif : l'épuisabilité musculaire à caractères bien particuliers et 2° à une série de constatations négatives.

Donc, d'une part : *Epuisement musculaire particulier et anormal :*

Par la rapidité avec laquelle il survient ;

Par sa variabilité : augmentation allant jusqu'à la

paralysie par l'exercice et diminution par le repos ; alternatives d'aggravation, de rémission et même d'amélioration, se succédant à toutes les périodes de la maladie ;

Par son début localisé et son évolution plus ou moins rapidement extensive ; le plus souvent le début est bulbo-protubérantiel avec extension descendante aux membres et intensité plus marquée des phénomènes au niveau de leur racine; quelquefois le début est spinal et la marche plus irrégulière.

D'autre part, constatations négatives :

Absence habituelle des signes que l'on retrouve en règle générale dans diverses myelopathies : pas d'atrophie, pas de Rd, pas de contractions fibrillaires, pas de troubles sphinctériens, pas de modification nette du régime des reflexes, pas de troubles de la sensibilité.

D'autres éléments, qui se surajoutent et individualisent chaque malade, sont trop divers pour entrer dans notre étude. Mais cela ne veut point dire qu'au lit du malade on puisse les négliger : ils apportent des caractères nouveaux qui orientent le diagnostic de la cause et de ce fait importent pour le pronostic.

L'élément primordial de la maladie d'Erb-Goldflam est donc *une asthénie à caractères particuliers.*

[1] Définie par Brissaud, « une diminution de potentiel », l'asthénie répond à un état dynamique du muscle qu'il ne faut pas confondre avec l'atonie qui exprime

[1] Voir pour cette partie P. Londe : L'asthénie, revue générale, in *Semaine médicale*, n° 14, 5 avril 1905.

un état statique, ni avec l'adynamie dont elle n'est qu'un élément. Elle doit être distinguée de la paralysie qui est l'abolition de la fonction musculaire. La différence avec la parésie semble moins nette et réside dans le fait quecelle-ci est un état permanent et l'asthénie un état variable. Cependant, à un moment donné d'observation, il peut être difficile de différencier objectivement ces divers phénomènes. Les deux derniers états (paralysie et parésie) peuvent même être l'aboutissant de l'asthénie et ont avec elle des rapports sur lesquels nous reviendrons.

L'asthénie du « syndrome d'Erb » répond à une fatigue d'ordre morbide ou plutôt à une *fatigabilité* anormale[1] qui s'objective par l'impotence rapide à laquelle aboutit le moindre effort et par la sensation pénible qu'éprouve le malade.

Ce phénomène porte le plus souvent sur la musculature volontaire, mais on peut voir des organes à fibres lisses y prendre part.

« La maladie ne peut que reproduire en les déformant des phénomènes qui ont leur origine dans l'état normal... On retrouvera donc dans l'état normal les vestiges de tous les phénomènes pathologiques » (Raymond et Janet). C'est pourquoi un certain nombre de caractères de la fatigue normale persistent dans cette asthénie : un muscle qui ne répond plus à l'influx cérébral volontaire

[1] « Le terme de fatigue semble ne devoir s'appliquer qu'à une résultante. On ne doit pas parler de fatigue où il n'y a pas eu de travail. L'analogie des symptômes n'implique pas l'identité des causes. » Dubois, *Des psychonévroses et de leur traitement moral*, 1904.

réagira en effet encore à un courant électrique ; de même, la volonté ou le réflexe pourront mettre en jeu la contractilité d'un muscle qui n'obéit plus à l'excitation électrique.

La courbe de cette exhaustibilité peut être en raccourci celle de la fatigue normale, mais souvent le muscle peut passer pour ainsi dire subitement d'un maximum assez élevé à zéro. Dans un grand nombre de cas même, elle ne saurait être représentée à cause de l'intensité même du phénomène.

Cette « insolite facilité à se fatiguer » est souvent d'une remarquable intensité. Dans notre observation III, la malade était obligée de jeter sa main sur sa tête d'un seul coup : ses muscles étaient donc susceptibles d'une contraction assez forte, non d'une contraction soutenue.

Suivant ses localisations, qui sont diverses, le phénomène donne lieu à des aspects particuliers sur lesquels nous insisterons.

L'on voit la fatigue d'une partie retentir sur d'autres organes et le ptosis, par exemple, s'accentuer après une marche.

Les actes qui, chez l'individu normal, créent une fatigue particulière, déterminent assez souvent l'accentuation de l'état morbide. C'est ainsi que le coït peut être spécialement épuisant. Chez un malade de de Buck, il provoquait un besoin irrésistible de sommeil.

L'affaiblissement normal de l'organisme par des troubles passagers tels que le froid, les malaises digestifs, la période cataméniale chez la femme, détermine aussi une accentuation nette de l'asthénie.

La *variabilité* du symptôme est un caractère bien particulier et sur lequel nous devons insister. Nous venons de parler du *crescendo rapide* de cette fatigue spéciale sous l'influence non seulement d'un moindre travail mais du mouvement à vide. Au début et dans certaines phases de la maladie, ce caractère n'est pas toujours nettement accentué ; c'est la lassitude qui survient plus vite, puis peu à peu tout exercice finit par aboutir à une véritable paralysie. Cette paralysie est d'ailleurs passagère et disparaît par le repos plus ou moins rapidement et plus ou moins complètement.

L'état d'impuissance motrice est donc consécutive à la mise en action des muscles ; mais l'effort que ceux-ci sont capables de donner, la persistance de cet effort, la notion subjective et presque douloureuse de l'impotence présentent des différences dans le temps imprécises et variables. Les malades disent volontiers qu'ils ont « leurs bons et leur mauvais jours ». Il y a dans le jour de bonnes et de mauvaises heures et, caractère important, les heures où l'asthénie est particulièrement prononcée sont celles de l'après-midi et du soir. Au lever, les malades agissent comme des gens normaux, le soir, ce sont des impotents ; les paupières à demi-fermées, ils sont incapables de tout effort.

Enfin, l'élément morbide passe dans son évolution par des phases d'amélioration, de rémission et d'aggravation indéterminées tant au point de vue du temps qu'au point de vue de l'intensité.

Et ces phases surviennent non seulement sans cause apparente, mais souvent contrairement à toutes les prévisions ; la malade de Grocco eut, malgré le repos absolu, des crises bulbaires graves, suivies d'une amélioration considérable malgré une grossesse et un accouchement.

L'amélioration peut aller jusqu'à la guérison et un sujet atteint auparavant de troubles intenses reprend sa vie normale. Ou bien, la maladie s'arrête et les troubles permettent au malade une action relative.

Les aggravations peuvent réduire les malades au dernier degré de l'impuissance, on est même obligé de gaver les malades ; mais si ces derniers peuvent surmonter les accidents graves, ils reprennent peu à peu et peuvent même arriver à la guérison (observation IV).

Nous constatons donc, en résumé, une fatigabilité anormale et plus ou moins rapide, variable suivant les heures, les jours et les périodes.

L'asthénie revêt une allure clinique bien spéciale. Nous ne remarquons point l'état de faiblesse généralisée qui se retrouve dans un grand nombre de cas cliniques. Bien différentes d'allure sont, en effet, l'asthénie généralisée que l'on retrouve au début ou dans la période d'état de la plupart des grandes infections ; l'asthénie des convalescents consécutive à ces mêmes maladies, particulièrement à la grippe ; la paralysie diffuse de Gubler, qui se rapproche par de nombreux points du syndrome d'Erb Goldflam, mais qui est généralisée et toujours curable en deux ou trois mois ; la paralysie générale diffuse de Duchenne, de Boulogne et la maladie de Landry qui sont de vraies paralysies.

Pas de ressemblance non plus avec l'asthénie prétuberculeuse ou bien avec celle qui constitue un élément essentiel de la maladie d'Addison (encore la confusion a-t-elle pu être faite) ou celles que l'on retrouve dans les insuffisances fonctionnelles de la plupart, des glandes à sécrétion interne : foie, rein, ovaires et glande thyroïde et dans les autointoxications ou les intoxications vraies : diabète, botulisme, empoisonnements. Une asthénie généralisée se retrouve aussi dans les lésions viscérales de l'abdomen, il semble même y avoir « un rapport particulièrement étroit entre l'état du ventre et la force musculaire » (Londe) et dans la plupart des névroses et psychoses : goître exophtalmique, chorée de Sydenham, neurasthénie particulièrement, hystérie, mélancolie.

Quels rapports existent entre cette asthénie généralisée et l'exhaustibilité rapide de la « maladie d'Erb Goldflam »? Peut-être le terme d'asthénie est-il bien compréhensif et rapproche-t-il trop l'état de faiblesse musculaire de l'état de fatigabilité vraie! C'est un point qu'il est difficile de fixer. Il y a cependant des formes d'asthénie généralisée d'emblée et pendant toute l'évolution, qui se rapprochent par plusieurs points de l'asthénie localisée et variable. Il semble n'y avoir qu'un pas des unes aux autres et peut-être le terrain sur lequel nous discutons paraîtra-t-il peu solide lorsque nous aurons vu les mêmes éléments étiologiques intervenir comme préliminaires de l'affection qui fait l'objet de cette thèse.

Cependant la différenciation est nette lorsqu'on étudie la *marche du symptôme*.

L'épuisement musculaire rapide présente en effet dans son mode de débutet dans sa période d'état des *localisa-*

tions un peu variables mais *assez constantes* pour être caractéristiques. Il résulte, en effet, de l'étude des observations publiées et des réflexions qui les accompagnent, que l'on peut distinguer une *forme bulboprotubérantielle* et une *forme spinale*.

La première serait de beaucoup la plus fréquente et peut rester localisée dans ce territoire nerveux.

La forme spinale existe si l'on ne considère que le début ; il est rare qu'elle n'empiète pas ultérieurement sur les territoires nerveux sus jacents.

Quoiqu'il en soit, *dans la forme bulbo protubérantielle*, la localisation du début est variable. *Elle peut se faire au niveau des muscles des yeux, des muscles de la phonation ou de la déglutition ou encore dans les muscles de la nuque*. Rien d'essentiel de ce côte.

Quand celle-ci se produit dans le domaine des oculomoteurs, et c'est le cas le plus fréquent, les malades se plaignent soit de la blépharoptose, soit de diplopie ou même de ces deux phénomènes à la fois.

Le *ptosis* est un des signes les plus constants. Souvent d'abord unilatéral, il peut être bilatéral d'emblée, mais il demeure presque toujours plus accentué d'un côté que de l'autre. Il en est de même pour la plupart des troubles. Résultant de la mise en activité des muscles, le phénomène morbide est soumis à des oscillations, et il s'accuse à mesure que les heures de la journée s'écoulent. Contre le ptosis, le malade essaye de lutter avec son muscle frontal, de là les rides marquant l'effort, souvent très accentuées, jusqu'au moment où l'insuffisance fonctionnelle atteint ce dernier muscle ; il se relâche et les yeux se recouvrent du voile des paupières.

La nature du ptosis, lorsqu'il apparaît comme premier signe, demande à être discuté. Son caractère d'intermittence et son rapport avec la fatigue sont le meilleur point du diagnostic. On peut retrouver le ptosis dans le dans les premiers stades de la syphilis cérébrale ou dans le début d'une tabes plus ou moins fruste. Dissociées et erratiques, ces paralysies sont des paralysies vraies et la volonté perd complètement ses droits sur la contractilité du muscle, ce qui est rare dans l'asthénie motrice bulbospinale. Des signes concomitants ou les anamnestiques, l'épreuve du traitement pourront vaincre les derniers doutes. Si le ptosis était dû à un foyer hémorragique, on retrouvera un ictus plus ou moins net chez un individu syphilitique, athéromateux ou cardiaque.

A côté du ptosis par asthénie des releveurs de la paupière, on a signalé des cas assez rares de *lagophtalmie* passagère et variable par fatigue de l'orbiculaire dépendant du facial supérieur.

La *diplopie* est fréquente et accompagne en général la chute de la paupière. Elle est passagère et résulte souvent d'une attention prolongée. Elle est un signe de la fatigabilité des muscles oculo-moteurs. Mais il est des cas de paralysie des mouvements associés où l'on ne la retrouve pas. Le muscle le plus fréquemment atteint est le droit externe ; il est difficile d'expliquer le pourquoi de ce fait, peut-être parce que l'innervation de ce muscle est surtout bulbaire. Le tonus est cependant conservé et l'on peut retrouver l'ophtalmoplégie sans strabisme.

Tous les muscles extrinsèques peuvent être atteints,

si bien que l'œil est immobilisé et que le malade tourne la tête pour regarder à droite et à gauche. Est-ce une paralysie, est-ce l'épuisement constant du fait des mouvements pour ainsi dire perpétuels, qui fait que l'un renaît dès que l'autre s'esquisse ? La discussion semble oiseuse, il suffit de remarquer avec Strumpell que les paralysies persistantes, dans le syndrome, intéressent les muscles qui sont en état de contraction tonique presque continue. D'ailleurs, entre le phénomène paralysie et le phénomène fatigue, il existe des relations incontestables. Hédon, dans son *Précis de physiologie*[1], les rapproche dans les termes suivants : « Lorsqu'on augmente graduellement l'intensité d'un agent excitateur, on constate qu'il ne commence à provoquer une excitation qu'à partir d'un certain degré, puis la réaction croît en intensité jusqu'à un maximum déterminé au delà duquel la réaction devient moins forte, pour cesser complètement par épuisement de la matière vivante dont l'excitabilité disparaît (paralysie). Cet épuisement est aussi provoqué par des excitations sous-maximales lorsque celles-ci se prolongent pendant un certain temps ; il représente alors le phénomène de la fatigue, mais sous cet état, la matière a conservé le pouvoir de récupérer son excitabilité par le repos. *Les deux états, quoique non identiques, font partie,* par rapport à l'excitabilité de la matière vivante, *d'une même série* à des degrés différents. »

L'ophtalmoplégie externe (en réservant à ce mot une signification particulière que nous venons de détermi-

[1] Précis de physiologie, p. 61, 4e édition, 1904. (Collection Testut.)

ner), est pour ainsi dire la règle, l'ophtalmoplégie interne est au contraire l'exception. Celle-ci est cependant bien connue et les observations signalent soit l'immobilité de l'iris, soit la dissociation des réflexes d'accomodation et lumineux, soit la contraction pupillaire suivie de décontraction, soit encore l'asthénopie progressive par fatigue du muscle ciliaire.

L'ophtalmoplégie peut être complète et souvent, par sa persistance, imposer le diagnostic d'ophtalmoplégie vraie associée au syndrome d'Erb-Goldflam.

Les phénomènes d'ophtalmoplégie peuvent aussi, semble-t-il, avec les caractères décrits, persister et rester isolés. Il y aurait ainsi une *forme ophtalmoplégique* du syndrome d'Erb.

L'épuisabilité précoce peut apparaître sous forme de *gêne de la mastication* : c'est la « *dysmasésie* » de Oppenheim. On retrouve toujours les mêmes phénomènes : début de l'acte normal ou à peu près, mais après un nombre plus ou moins grand de mouvements, le malade est obligé de s'arrêter ; il ne peut plus broyer les aliments qui sont entre ses dents ; après un temps d'arrêt, il peut reprendre jusqu'au moment où la fatigue atteint encore les muscles, etc.

Les troubles portant sur les premières voies digestives peuvent ne point s'arrêter là ; la déglutition s'entrave, la parésie des muscles du voile du palais et du pharynx peut s'accentuer au point que l'alimentation solide et même liquide devient impossible, on peut même être obligé d'alimenter les malades à la sonde.

On retrouve toujours le caractère de fatigabilité avec variabilité de l'intensité. Mais il y a là une cause de dénutrition qui entre pour une part dans la gravité du pronostic.

Les divers *muscles de la face* peuvent être atteints. Leur fatigabilité donne aux malades un aspect spécial. Elle aboutit à l'immobilité des traits expressifs ; immobilité de détente qui donne un masque stupide et pleurard surtout lorsque le ptosis vient se surajouter. On peut trouver assez souvent réalisé le faciès typique d'Hutchinson. Les malades ont de la difficulté à faire plusieurs fois de suite les actes tels que siffler ou souffler une bougie. Leur rire et leur sourire revêtent des types particuliers, le plus souvent il est tout en largeur, en coup de sabre. Guthrie a insisté sur ses caractères spéciaux et sur l'importance de la constatation de l'inactivité des muscles zygomatiques.

Enfin la précocité de la fatigue peut se faire ressentir d'une façon toute spéciale et primordiale dans *les muscles de la nuque*. Et ce n'est point là une des localisations les moins pathognomoniques. Le fait de trouver chez un malade une « tête de polichinelle » doit faire penser à l'« asthénie motrice bulbospinale ». Le phénomène est surtout accentué le soir ou par la répétition de l'acte ; ces malades cherchent un point d'appui et soutiennent la tête avec leurs mains de même que, on les voit, lorsque le ptosis les gêne, soulever leurs paupières pour regarder devant eux.

Comme début ou dans l'évolution peuvent aussi apparaître des *troubles de la phonation* portant à la fois sur l'émission des sons et l'articulation des mots : « La voix est nasonnée et même nasillarde, traînante. Lorsqu'on fait causer le malade, les premières paroles sont généralement intelligibles, mais les suivantes sont bredouillées et confuses, la voyelle A est généralement celle qui est le mieux prononcée » (Ballet). La voix est faible, enrouée, gutturale et de plus en plus faible, jusqu'à l'aphonie complète. Au laryngoscope, on retrouve des troubles du fonctionnement des cordes vocales, on a décrit en particulier la « glotte en sablier ».

La série de ces localisations retrouvée dans trois cas détermina Erb, en 1879, à décrire le type morbide nouveau.

Après l'observation plus précise de nouveaux faits, Goldflam élargit le cadre et, en 1893, il démontra que des phénomènes de paralysie du côté des membres pouvaient s'associer aux phénomènes décrits par Erb dans le territoire des nerfs crâniens.

Il en est ainsi la plupart du temps et même on voit parfois l'affection *débuter par les extrémités*. (Obs. III.)

Si c'est *du côté des membres supérieurs*, le malade s'aperçoit qu'il ne peut plus s'en servir comme auparavant. C'est dans la préhension des petits objets que les troubles se remarquent d'abord. Il y a de la maladresse, les malades sont inhabiles ou laissent tomber ce qu'ils ont dans les mains.

Le plus souvent, c'est au niveau de la *ceinture scapulaire* que se produisent les phénomènes de fatigue les plus accentués ; souvent le deltoïde est plus particulièrement atteint, si bien que l'acte de porter les mains sur la tête et surtout de les y maintenir, est particulièrement difficile. Les femmes s'en aperçoivent bien par la gêne ou l'impossibilité dans laquelle elles se trouvent pour se coiffer. Pour exprimer leurs sensations, les malades disent qu'ils sentent leurs bras s'en aller, devenir lourds.

Les extrémités ne restent pas indemnes et l'on retrouve chez les malades des troubles nets de l'écriture. D'abord correcte et régulière, elle dégénère peu à peu en griffonnage de plus en plus illisible, jusqu'au moment où le malade est obligé de s'arrêter n'ayant plus aucune force.

Du côté des membres inférieurs, des troubles de la marche peuvent ouvrir la scène.

D'abord constitués par une lassitude plus rapide, ils peuvent aboutir à une impotence à peu près complète, le malade reste couché, il fait assez bien des mouvements avec ses jambes, mais se lève difficilement, ne peut remonter sans aide sur son lit. Les troubles de la marche n'ont rien de bien particulier. Elle manque de stabilité, il y a quelques X, quelquefois on peut retrouver la démarche « en canard ». Rien qui ressemble à la démarche cérébelleuse. Un des exercices les plus pénibles est celui de la montée ou de la descente des escaliers. Les malades s'y reprennent à plusieurs fois, s'arrêtent ; il est même possible d'apprécier dans certains cas l'amélioration, l'aggravation ou la rémission d'après les marches d'escalier qu'ils peuvent franchir sans s'arrêter.

Les muscles du dos peuvent être atteints ; l'on voit alors les sujets ramasser avec peine un objet à terre ; pour se relever, ils prennent souvent l'attitude des myopathiques : ils grimpent le long de leurs membres inférieurs et cela surtout après avoir répété une ou deux fois le même acte.

Dans sa marche nettement extensive, le plus souvent la maladie est nettement descendante : Charcot et Marinesco ont publié leur observation sous le titre de « paralysie bulbaire subaiguë à type descendant » ; mais il n'en est pas toujours ainsi. La localisation du début est variable, l'extension peut être erratique : donc aucune règle à formuler. Finalement la plupart des territoires musculaires peuvent être atteints et la distribution semble assez nettement suivre le type articulo-moteur. C'est tantôt la flexion, tantôt l'extension des membres qui est la plus atteinte ; mais chez le même individu, ce peut être un type différent aux membres supérieurs et inférieurs.

Lorsque les troubles sont assez généralisés, on retrouve, à la période d'accentuation, des aspects assez typiques. « Avec ses yeux mi-clos, ses paupières tombantes, son facies hébêté et pleurard, sa tête oscillant sur sa poitrine, le malade revêt à s'y méprendre l'aspect d'une personne que le sommeil envahit ; il a l'air d'un dormeur... » (Ballet.)

Ou bien, dans des cas plus graves « le malheureux patient couché ne peut plus se mettre sur son séant, les objets, même d'un poids minime, sont trop lourds pour ses mains débiles, la marche lui est impossible, bras et jambes se refusent à tout service ou se dérobent sous lui » (Ballet). Dans des cas plus particuliers se retrouve la description frappante de Dumarest : « Le facies présentait du fait de la symétrie et de la généralisation de l'impotence musculaire, un aspect caractéristique. Stupide et pleurard, la tête inclinée en avant, les yeux rougis, aux paupières tombantes et aux globes immobiles, la bouche entr'ouverte et arrondie, laissant constamment écouler par ses angles une salive visqueuse et abondante, il ne répond aux questions que par un bredouillement uniforme, sourd et nasillard, entrecoupé d'inspirations rapides... Fréquemment, par des grognements rauques et des gestes impatients, le malade s'efforce d'exprimer le tourment de la faim. »

A ces troubles se joignent *les constatations habituellement négatives* que nous avons énumérées plus haut.

La persistance des masses musculaires, malgré une impotence fonctionnelle parfois extrêmement accusée, surprend immédiatement.

Sous l'influence des troubles de la mastication et de l'alimentation, la maigreur des malades peut devenir très accentuée. Elle ne saurait en imposer pour de l'atrophie vraie qui se localise dans un groupe musculaire, débute presque toujours par l'extrémité des membres, n'est jamais aussi généralisée que l'amaigrissement.

En général, l'*atrophie* s'accompagne, lorsqu'elle dépend de lésions des centres nerveux, de *mouvements fibrillaires et de réaction de dégénerescence*. Dans le complexus que nous étudions, ces phénomènes n'apparaissent qu'*à titre exceptionnel* et doivent orienter alors l'esprit vers une dégénérescence des centres bulbomé dullaires.

Deux des malades dont nous rapportons l'histoire ont présenté : l'une, de la sclérodactylie, phénomène de dénutrition qui est peut être bien voisin de l'atrophie musculaire (Lannois), même au point de vue de sa localisation ; l'autre, de l'atrophie vraie, limitée aux interosseux et aux éminences thenar et hypothénar. De même, l'atrophie et mouvements fibrillaires ont été signalés assez fréquemment au niveau de la langue.

La Rd ne se retrouve pas à l'examen électrique des muscles. La contraction musculaire reste normale. Seule peut se traduire la tendance anormale du muscle à se fatiguer par la *réaction myasténique de Jolly*. Celle-ci est caractérisée « par un épuisement rapide de l'excitabilité électrique sous l'influence d'excitations tétanisantes répétées, produites par des courants faradiques à intermittences fréquentes ; bientôt les muscles n'entrent plus en contraction sous l'influence d'excitations qui les faisaient contracter d'abord ».

Il faut noter, ainsi que le fait remarquer Dubois (de Berne) que, dans la réaction de la dégénérescence complète, les muscles réagissent encore aux excitations isolées d'un appareil d'induction, mais que leur excitabilité s'épuise rapidement. (Dejerine). Ceci prouve encore les relations qui existent entre la paralysie et l'asthénie.

L'existence de cette réaction fut d'abord donnée comme typique et sa constatation confirmait un diagnostic hésitant. Il faut combattre cette exagération : elle n'a pas, d'une part, été retrouvée dans des cas d'asthénie motrice typique ; d'autre part, recherchée systématiquement, elle a été retrouvée dans des états les plus divers : hystéro-neurasthénie, tabes, tumeurs du cervelet [1] et dans un cas de monoplégie hystérique

[1] *Ieno Kollarits*. Le yndrome myasténien (*Deutsches Archiv. fur Klinische Med.*) Bd LXXII, H. 2. 1902).

où la réaction passait avec la paralysie du côté opposé lorsqu'on provoquait le transfert par suggestion (Flora [1]).

Les troubles sphinctérens sont, d'autre part, extrêmement rares ; ils ont été notés dans le cas présenté par Oulmont et Baudouin. Le régime des réflexes n'est habituellement pas modifié. Ils peuvent être augmentés ou diminués On a noté rarement la fatigabilité du muscle par production du réflexe (Collins).

Enfin, *l'absence de troubles de la sensibilité* est la règle. Aucun des modes de la sensibilité objective n'est atteint ; il est des cas où l'hystérie se surajoute à l'asthénie, on retrouve alors les divers stigmates de cette névrose. Des troubles de la sensibilité subjective se rencontrent, au contraire, communément : ce sont des phénomènes douloureux d'aspect et d'intensité variable.

La céphalalgie est un symptôme du début, précédant même les phénomènes moteurs. Elle est d'allure différente suivant les cas et peut revêtir le masque de véritables migraines.

On peut retrouver des phénomènes douloureux dans la nuque, dans la région lombaire, des fourmillements dans les doigts ; rien dans tout cela de bien spécial et qui soit un élément bien important pour l'observateur.

Enfin, on a pu noter quelquefois divers troubles

[1] Sur la réaction mynsténique. (*Accademia medico-fisica Fiorentina*, 3 mai 1899).

psychiques, en particulier de l'exhaustibilité intellectuelle (Collins, de Buck).

Tous ces éléments, maintenant bien connus, se groupent et évoluent de façons diverses. D'après la localisation limitée ou d'après le début, nous avons vu que l'on peut distinguer :

Une *forme ophtalmoplégique*, peut-être douteuse si elle reste limitée ;

Une *forme bulbo-portubérantielle* ;

Une *forme spinale*.

Par extension des phénomènes, on a le plus souvent

La *forme ponto-bulbo-spinale*.

D'après l'évolution, il semble que l'on puisse décrire des *formes aiguës, subaiguës et chroniques*. Il existe des formes aiguës et si certaines descriptions peuvent prêter à confusion et ne pas nous imposer pour des « asthénies motrices », il est des observations non douteuses dont l'évolution fut très rapide : les troubles aboutirent à la mort en seize jours dans le cas observé et rapporté par Widal et Marinesco.

Dans les observations ayant abouti au décès, les limites vont de quelques mois à plusieurs années ; de quelques mois à plus de dix ans, dit Goldflam.

Celles où les observateurs nous laissent en suspens (d'ailleurs les plus nombreuses) varient dans le même sens ; ou bien les malades ont rapidement été perdus de vue, ou bien ils sont en traitement depuis de longues années. Il est des cas où la guérison a été constatée, tels sont les cas présentés récemment par Raymond et Sicart et par Oulmont et Baudouin. Mais le retour à l'état antérieur est, nous semble-t-il, très rare. L'amélioration progressive datant de longues années est bien plus fréquente ; mais, étant donnée la marche singulière, toujours inattendue, on est obligé de rester en suspens et l'on ne peut affirmer qu'il s'agisse de guérison. Ces cas à longue durée sont certainement plus favorables ; il est à remarquer qu'à un moment donné ils ont été particulièrement graves (Observation III ; observation de Dumarest, de Raymond)

Il reste donc vrai que « l'asthénie motrice bulbo-spinale » est une maladie grave ; que, dans un très grand nombre de cas (50 pour cent des cas publiés environ), elle se termine par la mort. Celle-ci est due, le plus souvent, à des accidents bulbaires; plus rarement à une maladie intercurrente. La moindre infection devient dangereuse ; dans notre observation I, une angine saisonnière a provoqué des accidents graves[1].

V. Ballet signale encore, dans un très grand nombre de cas, des élévations de température que rien ne peut expliquer, que l'on retrouve dans des observations bien

[1] Nous aurions voulu réunir tous les cas publiés et donner l'ensemble des éléments qu'ils auraient pu nous fournir, surtout au point de vue de l'évolution. Mais, d'une part, la difficulté de se procurer tous les documents, parsemés dans de multiples journaux en diverses langues ; le fait que l'état du malade n'est plus connu du jour où est publiée l'observation ; le fait enfin que très souvent les malades sont perdus de vue, ont fait que nous avons abandonné cette entreprise. Nous donnons ici notre impression résultant d'une étude approfondie de l'affection.

précises et qui semblent en rapport avec des périodes d'aggravation.

La symétrie des troubles est importante à noter, mais il faut remarquer que le début peut être unilatéral et que, à ce moment, les accidents peuvent présenter le type « à bascule ».

Ici se bornera notre description clinique ; nous ne reprendrons point un tableau d'ensemble, ce serait nous répéter à satiété. La lecture de nos observations donnera les meilleures indications sur quelques formes que peut prendre la maladie. Nous dirons qu'il faut « encore provisoirement envisager les choses à un point de vue très large » (Raymond).

Il est difficile de donner comme base à notre diagnostic « l'absence de lésions grossières, attestée par la guérison ou par les résultats d'un examen histologique post mortem ». Les bases cliniques sur lesquelles nous avons insisté suffisent et nous mettent en main les éléments nécessaires pour un pronostic réservé et pour une thérapeutique qui n'est peut-être pas toujours illusoire. Il conviendrait cependant de rechercher les éléments de différenciation entre une *forme vraisemblablement curable* et une *forme grave*.

Ceci ne peut être obtenu que par l'étude très approfondie d'un grand nombre de cas. Ceux que nous avons pu voir sont trop peu nombreux pour que nous puissions même essayer.

Nous verrons plus loin comment on peut concevoir le complexus symptômatique que nous venons de décrire. Il faut cependant le différencier des formes typiques de quelques maladies nerveuses desquelles il peut se rapprocher.

La distinction avec la *paralysie glosso labio laryngée* typique est des plus aisées.

Dans « l'asthénie motrice », il n'y a ni atrophie, ni Rd ; il y a peu de troubles (sauf exception) dépendant de la douzième paire. Au contraire, les phénomènes dépendant du facial et du moteur oculaire commun sont rares dans la maladie de Duchenne. Avec la *polyencéphalomyélite*, la distinction principale réside non dans le siège, mais dans la nature des manifestations d'ordre musculaire : dans l'atrophie.

Quant à « la fatigue que l'on observe parfois chez les *pseudo-bulbaires* dans certains organes parésiés, notamment dans la langue, après quelques mouvements, elle est loin de présenter des phénomènes aussi marqués que dans le syndrome d'Erb, et surtout généralisés à un aussi grand nombre de muscles. D'ailleurs, plusieurs phénomènes sont propres à la paralysie asthénique : participation de l'orbiculaire des paupières et des muscles de la nuque, marche irrégulière » (Comte[1]).

Avec les *polynévrites* la distinction est facile par les troubles de la sensibilité, l'état des réflexes, la marche de l'affection.

Ce diagnostic différentiel ne saurait être trop serré ni poussé trop loin ; ce serait créer au syndrome des limites trop artificielles. Arrivés à la distinction du syndrome « asthénie motrice », nous devrons faire un pas de plus. Il faudra chercher plus loin pour en découvrir la cause, heureux si on peut y parvenir.

[1] Thèse Paris, 1899-1900, *Les paralysies pseudo-bulbaires.*

CHAPITRE II

HISTORIQUE. – ÉTUDE DES FAITS ANATOMO-CLINIQUES

Erb, en 1878, communique au Congrès de Wiesbaden, trois observations d'un « nouveau syndrome vraisemblablement bulbaire » dans lesquelles étaient réunis un ptosis double avec légère parésie des muscles oculaires extrinsèques, une faiblesse des muscles de la mastication, une parésie des muscles de la nuque. Il localisa théoriquement la lésion au niveau du quatrième ventricule, mais la cause première lui échappait.

Wilks, avant lui (1877), avait publié une observation qui doit se rattacher à « l'asthénie motrice », et dans laquelle il décrivait bien « une sorte de léthargie des muscles par manque de volonté ». A l'autopsie, il ne trouva pas de lésions.

Erb et Wilks n'allèrent pas plus loin.

Oppenheim, en 1887, fit l'autopsie d'une malade qui avait présenté durant sa vie les phénomènes décrits par Erb. Il ne retrouva aucune lésion anatomique.

Il conclut que l'on avait affaire à une névrose. Dans des publications successives, il maintient son opinion et en fait « une maladie spéciale qui doit être séparée de la polioncéphalomyelite », d'abord dans son ouvrage de 1900 « la myasthénie », puis dans son livre sur les maladies nerveuses, de 1905 ; il se voit cependant obligé de créer une catégorie de cas douteux presque aussi nombreux que les cas typiques.

D'Oppenheim nous devons rapprocher Massalongo qui fait de la maladie une entité clinique, une névrose (Congrès de médecine de Pise, octobre 1901), et lui applique le concept de de Giovanni : la névrose serait due à une morphologie spéciale des neurones moteurs dépendant du degré de développement de leurs différentes parties, d'anomalies de direction des prolongements, de particularités diverses du noyau, du nucléole, de la substance chromatique et achromatique, d'anomalies vasculaires.

Chez les prédisposés du fait de ces anomalies, on comprend qu'il suffise de causes occasionnelles toxiques ou hétérotoxiques ou simplement de la fatigue, pour voir apparaître le syndrome décrit par Erb. Cette conception intéressante et originale reste encore une vue de l'esprit.

Goldflam, en 1893, élargit le cadre de la maladie en montrant la participation des extrémités et propose d'englober dans un même groupe tous les faits qui réalisent ce trait commun : « absence de lésions grossières, attestée par la guérison ou les résultats d'un examen histologique, post-mortem dans des cas où des phénomènes de paralysie bulbaire se trouvaient associés à des phénomènes de paralysie des membres et du tronc. » Il en fait un syndrome *(symptomen complex)*, « vraisemblablement curable », mais le range dans les « névroses centrales. » En 1902, dans une nouvelle étude, il est plus réservé sur le pronostic et, malgré les lésions musculaires qu'il a retrouvées dans un cas il croit plutôt à une altération de la corticalité sous l'influence des produits de déssasimilation.

Jolly, en 1895, décrit la réaction myasténique qu'il donne comme typique ; il s'efforce d'expliquer la maladie par un changement dans le chimisme du muscle lui-même, changement qui peut être sous la dépendance d'un état morbide du système nerveux central.

Tels sont les noms d'auteurs étrangers qui dominent l'histoire de la maladie.

En *France*, Charcot et Marinesco furent les premiers à publier, en 1895, une observation. Pour eux la cause morbide indéterminée frapperait la cellule motrice des cornes antérieures affaiblissant la fonction motrice sans toucher à la fonction trophique.

Widal et Marinesco, en 1897, publièrent un nouveau cas et rapprochant la maladie de la polioencéphalomyélite, admirent « deux maladies différentes résultant de lésions distinctes du même système moteur ».

Brissaud et Latzenberg, la même année firent une étude critique de la question, concluant assez nettement à une variété clinique de la polioencéphalomyélite.

P. Marie et Roques, en 1898, à propos d'une présentation de malade déclaraient « qu'on est autorisé à considérer dans les faits publiés des catégories distinctes à différenciation encore incertaine ». La thèse de V. Ballet ne tranche pas la question mais résume bien les idées contemporaines.

Le professeur Raymond s'occupa à différentes reprises de la « maladie d'Erb Goldflam » dans ses cliniques

(t. IV (1900) et V (1901), dans une leçon publiée en 1902, et dans un article récent (1905). Après avoir d'abord hésité à en faire une névrose, il conclut plus tard « qu'il y aura lieu de catégoriser les faits en se basant à la fois sur l'élément symptomatique, sur l'élément étiologique et sur l'élément pathogénique qui nous échappe totalement dans l'état actuel de nos connaissances ». Et définitivement c'est bien à l'idée de complexus symptomatique qu'il se range.

Déjerine et Thomas, au congrès de médecine interne de 1900, publiant un cas avec autopsie disent : « Cette observation ne saurait permettre de conclure de façon définitive à la nature organique de la paralysie bulbaire asthénique qui est peut-être moins une entité morbide qu'un syndrome abritant sous son nom des affections de nature et d'origine différentes ».

Dans le courant de l'année 1904 et 1905, un certain nombre de cas ont été présentés à la *Société de Neurologie*. Les observateurs concluent nettement à un syndrome.

On pourra s'étonner de cet historique très incomplet, nous avons voulu seulement préciser les grandes phases de l'histoire de la maladie d'Erb Goldflam.

A *Lyon*, la maladie est loin d'être inconnue, témoin le nombre d'observations qui ont déjà été publiées et celles que nous avons pu trouver inédites.

Devic et Roux, en 1896, publient une des premières observations et d'après l'étude clinique disent que les troubles peuvent dépendre « d'une polioencéphalomyélite, d'une lésion bilatérale et symétrique d'un centre coordinateur sous cortical ou d'une lésion bilatérale et symétrique d'un centre cortical ». DUMAREST la même année, publie un cas très complet avec guérison. En février 1901, JOSSERAND présentait un cas à la société médicale des Hôpitaux. En décembre, LECLERC présente une malade (dont nous avons complété l'observation) à la Société nationale de Médecine ; il se range avec ceux qui croient que la maladie n'est qu'un syndrome; le professeur LÉPINE émet la même opinion et L. DOR raconte l'histoire d'une malade qu'il vient d'observer. En 1902, LÉPINE et son interne JOLY présentent un malade à la Société nationale de médecine.

Les idées des auteurs peuvent donc se résumer à deux : *la maladie d'Erb Goldflam entité morbide ; la maladie d'Erb Goldflam syndrome.*

L'examen d'un grand nombre de faits anatomo cliniques nous permettra de voir si la maladie peut être attribuée à des causes variées et a pu donner lieu à des constatations anatomiques diverses.

Au POINT DE VUE ÉTIOLOGIQUE[1], l'on doit envisager trois ordres de faits.

1° *On ne retrouve aucun élément susceptible d'être noté, ou seulement des faits d'ordre banal.*

Tels sont les cas de Leclerc et Sarvonat, 4 cas de Fajerstajn, nos observations I et III. Nous rangerons

[1] L'article de MM. Leclerc et Sarvonat (Revue de médecine, novembre 1905) nous a été communiqué pendant la rédaction de cette thèse. Nous avions été aiguillé par le docteur Leclerc et nos recherches personnelles et parallèles nous avaient amené aux mêmes résultats. Cet article très documenté nous a permis de compléter nos connaissances. Nous ne pouvons faire mieux que de le résumer (en y ajoutant quelques faits) et cela pour la bonne ordonnance de notre travail. Voir cet article.

dans ce groupe, les faits où peut à la rigueur être mis en cause le *surmenage*. Surmenage intellectuel, ou surmenage physique (la plupart des cas se rapportent à des personnes employées à des travaux manuels), voir nos observations III et IV.

Une part semble devoir être faite à l'*hérédité*. Les antécédents des malades sont souvent chargés : hérédité nerveuse (de Léon, Guthrie, Grosz) hérédité alcoolique, voir notre observation III dans laquelle on relève aussi la consanguinité (4e degré) des parents et la dégénérescence morale des enfants.

Le rôle des *émotions* et de chagrins, presque toujours déprimante se retrouve, et peut même être invoquée comme *primum movens* (une malade de Raymond, un cas de Dupré et Pagniez).

L'*âge* semble avoir peu d'influence ; le syndrome signalé chez un enfant de cinq ans (Michel : cas douteux), est plus fréquent chez les adultes. L'influence du *sexe* n'a rien de particulier. Le *froid* peut être retrouvé comme cause provocatrice. Le *traumatisme* est de même signalé (Oulmont et Baudouin) ;

2° On retrouve, et ces faits sont de plus en plus nombreux, *une infection ou une intoxication*.

Des *infections pulmonaires non tuberculeuses;* la *tuberculose* avérée ou larvée (l'on sait quel rôle on tend à faire jouer à celle-ci dans divers troubles à étiologie inexplicable :,tuberculose inflammatoire de Poncet ; cas de tabès rapportés à la tuberculose : Pierret, Clément) ; la *fièvre typhoïde*, plus ou moins rapprochée du début de l'affection, la *grippe*, l'*érysipèle*, l'*angine*, la *scarlatine*, l'*entérite aiguë*, la *syphilis* (rarement signalée).

L'*autointoxication* peut être incriminée dans un très grand nombre de cas. On sait le rôle qu'elle tend de plus en plus à jouer dans la pathologie générale et surtout dans la pathologie nerveuse. On commence à bien connaître les troubles de l'appareil antitoxique ; on sait que ces troubles ne sont pas toujours patents et qu'ils ont besoins d'être recherchés par des procédés de laboratoire, qu'ils peuvent même n'être mis en évidence que par des procédés particuliers et dont les résultats demandent encore à être précisés. Quoiqu'il en soit, on retrouve soit cliniquement, soit à l'autopsie des lésions de l'appareil hépatorénal (à noter le cas récemment paru de Raymond et Alquier).

L'association de divers troubles bien différenciés et à la base desquels on admet des *insuffisances ou des perversions de sécrétion glandulaire*, apportent une preuve nouvelle. L'association avec la maladie de Basedow, avec le diabète (à signaler le cas publié par Hingston et Stoddart, peut être discutable en tant que syndrome bien limité, mais où les auteurs notent « une recrudescence des symptômes myasténiques, lorsque le malade cessait le régime diabétique »), avec la goutte, avec la chloro-anémie, ont souvent été signalés.

L'influence de la *menstruation, de la grossesse et de la puerpéralité*, états dans lesquels les phénomènes d'autointoxication se réalisent facilement, est manifeste dans un certain nombre de cas. Elle est paradoxale dans un cas de grossesse.

Le rôle de la *constipation* est mal défini. On sait, cependant, le rôle qu'elle semble jouer dans les vésanies et dans les états convulsifs (Pierret). L'observation rapportée par Feinberg où « l'asthénie motrice » survint au cours d'une occlusion intestinale est assez probante.

Des accidents myasténiques ont été signalés dans des cas de botulisme, dans des intoxications expérimentales avec les sels de baryum, avec la proto veratrine (Bohn), avec le curare. Ce sont là des faits qui n'entrent pas à proprement parler dans la maladie d'Erb Goldflam, mais que l'on doit signaler. On observe des faits semblables au cours des diverses infections. D'autre part, nous savons l'aggravation qu'amène dans l'état des malades atteints de syndrome d'Erb, une intoxication ou une infection. Voir nos observations I et III.

3° *Il est un groupe d'affections* sur la nature desquelles les discussions ne sont pas closes, *que l'on retrouve assez souvent liées à l'asthénie motrice : ce sont les tumeurs.* Celles-ci peuvent avoir des localisations variables, il est cependant étonnant de voir combien le thymus est particulièrement frappé.

Aussi certains ont-ils fait de la maladie d'Erb, un *trouble d'origine thymique.* Sans aller si loin dans la généralisation, il faut noter les cas publiés, et les retenir.

D'autres tumeurs ont été rencontrées : *myélome* du squelette costal (Senator), *kyste du rein* (Oppenheim), *kyste de l'ovaire* (Dreschfeld), *lympho-sarcome* du poumon droit (Goldflam).

4° Dans quelques cas, enfin, on trouve chez des individus malades, une *malformation grossière* : luette bifide, doigt surnuméraire, dédoublement du gros orteil droit. On ne sait encore quelle importance il faut attribuer à ces faits ; permettent-ils de supposer une malformation nerveuse concommittante ? Nous ne saurions le dire.

En fait de notion causales, nous n'aboutissons qu'à un assemblage de faits disparates. On trouve d'ailleurs souvent la notion de complicité des causes, fréquente en neuropathologie.

Quant aux RÉSULTATS ANATOMOPATHOLOGIQUES, ils sont également disparates et il faut les catégoriser.

1° Les *cas négatifs* sont les plus nombreux. Ni l'examen microscopique, ni l'examen histologique n'ont rien donné. Longtemps même, cette absence de lésions fut considérée comme la règle et la caractéristique de l'affection.

2° Dans un certain nombre de cas, il a été relevé des *lésions nettes des centres nerveux : lésions cellulaires, lésions interstiticielles, lésions vasculaires.*

Dans le cas publié par Déjérine et Thomas, cas spécialement intéressant, on retrouve « des lésions qui se rapprochent de celles que l'on observe dans les paralysies pseudo-bulbaires ». La chromatolyse est souvent signalée, or la chromatolyse « n'est pas un phénomène essentiellement banal et sans aucune signification..... C'est, en tout cas, une lésion qui indique que la cellule, ou plutôt le neurone, a été ou est le siège d'un processus pathologique » (Carrier[1]). De même, on a signalé de la diffusion du lipochrome ; des figures de « neuronophagie ».

Comme altérations vasculaires, on a rencontré de la congestion, des hemorragies miliaires, de la dégénérescence hyaline des parois.

Kalischer a retrouvé des lésions presque typiques de poliencéphalomyélite.

Raymond et Alquier ont rencontré des lésions inflammatoires et dégénératives des centres nerveux (méningite chronique, sclérose sous-méningée, accumulation de cellules dans le canal épendymaire, lésions des vaisseaux, foyers lacunaires ou hémorragiques, chromatolyse et atrophie de certaines cellules, figures de neuronophagie. « Les lésions diffuses dans le cerveau, atteignent surtout, dans le mésocephale, les cellules des noyaux de la calotte ; les noyaux d'origine des nerfs crâniens sont beaucoup moins touchées »).

Des lésions des nerfs ont été décrites.

Enfin, un certain nombre de *malformations histologiques* ont été citées : fibres petites dans l'hypoglosse, dédoublement de l'aqueduc de Sylvius, dédoublement du canal épendymaire avec disposition hetérotypique de la substance grise médullaire, fissure lombaire de la moelle.

En somme, du côté des centres nerveux, il faut retenir que les constatations négstives deviennent de moins en moins nombreuses et que l'on a rencontré les lésions

[1] *Étude critique sur quelques points de l'histologie normale et pathologique de la cellule nerveuse*. H. Carrier, thèse Lyon, 1902-1903, n° 93.

les plus diverses. Il faut rapprocher des lésions constatées, celles trouvées par Dopter[1] dans une étude expérimentale des paralysies centrales de nature autotoxique. Cet auteur a noté, d'une part, comme lésions, la chromatolyse et la neuronophagie, d'autre part, le fait de la curabilité de ces lésions.

3° *Dans les muscles* eux-même ont été retrouvées des modifications structurales : amas de cellules lymphoïdes (peut-être métastases d'une tumeur thymique (Laquer et Weigert) ou d'une tumeur du poumon (Goldflam) et même épithelioïdes.

Buzzard fait même de ces amas, qu'il dénomme « lymphorragies », l'élément caractéristique de l'affection. Des lésions d'atrophie ont été signalées. Mais, somme toute, l'intégrité de la structure musculaire est la règle.

Comme résultat général, nous constatons que les lésions les plus diverses ont été retrouvées dans toutes les parties de l'appareil neuro-musculaire. Malgré que les cas positifs soient plus probants que les cas négatifs, il n'en est pas moins vrai qu'*il n'existe pas actuellement décrite de lésion constante ou typique.*

On comprend ainsi les opinions divergentes des auteurs dans leur interprétation. Cela nous permet toutefois de conclure que « *l'asthénie motrice* » *n'est pas une. Elle comprend un grand nombre de faits dont le lien commun ne réside ni dans l'étiologie qui est variable, ni dans les altérations anatomiques qui sont*

[1] Dopter. — Etude pathogénique des paralysies centrales de nature autotoxique. *Archives de médecine expérimentale et d'anatomie pathologique),* 1903, n° 2.

inconstantes et non identiques, mais dans l'analogie des symptômes, sur lesquels nous avons déjà longuement insisté.

CHAPITRE III

ESSAI DE PHYSIOLOGIE PATHOLOGIQUE ET DE LOCALISATION FONCTIONNELLE

> Expliquer un phénomène se réduit toujours à faire voir que les faits qu'il présente se suivent dans un ordre analogue à l'ordre de succession d'autres faits qui sont plus familiers et qui, dès lors, semblent être plus connus.
>
> (Barthez.)

L'interprétation anatomique des faits ne nous a donné aucun résultat caractéristique. Nous voudrions tenter une interprétation physiologique, essayer la localisation fonctionnelle des troubles, suivant la méthode conseillée par M. le professeur Lépine et brillamment mise en œuvre dans le récent ouvrage de M. le professeur Grasset sur « les centres nerveux ».

L'asthénie nous apparaît comme un grand syndrome morbide *comme une altération de ce qui normalement constitue la fatigue.* Cette altération est distincte, mais voisine des hypokinésies.

« Le phénomène de fatigue, dit le professeur Dubois[1] (de Berne) est plus complexe qu'il ne semble au premier abord et nous sommes encore dans l'ignorance sur sa nature intime et sur son siège. Je soulève un poids un grand nombre de fois; aussitôt je constate la fatigue musculaire; l'activité fonctionnelle baisse et je le soulève toujours moins haut; enfin je ne puis plus le déplacer. Que s'est-il passé? Est-ce mon cerveau

[1] Dr Dubois (de Berne). *Les psychonevroses et leur traitement moral,* 1904.

qui se fatigue à donner des ordres ; est-ce le nerf altéré qui ne transmet plus aux muscles l'influx volontaire ? Sont-ce les organes périphériques, plaques terminales ou muscles qui ne répondent plus à l'excitation transmise intégralement ? Serait-ce enfin, que les incitations morales manquent pour déterminer la réaction que nous appelons volonté ? La fatigue est-elle localisée ou naît-elle partout à la fois, dans l'appareil neuromusculaire tout entier ? Cette dernière hypothèse est la plus probable puisque tout travail amène la fatigue et que tous ces organes fonctionnent simultanément...

La combustion de la glucose musculaire accumule dans le muscle l'acide carbonique, l'acide lactique et d'autres substances ponogènes. La fatigue musculaire pourrait donc être considérée comme une intoxication par les produits de la combustion...

Les tentatives pour localiser la fatigue échouent et il devient probable que les altérations qui entravent l'activité sont à la fois centrales et périphériques, que la fatigue envahit tout le neurone en activité. »

« La fatigue d'autre part est un processus chimique... Elle n'est pas uniquement produite par le défaut de certains corps qui seraient consommés dans le travail, mais elle dépend en partie aussi de la présence de nouvelles substances dûes aux décompositions de l'organisme : le sang d'un animal fatigué est toxique ; mais l'on ne sait rien de précis sur la nature de ces substances...

Il y a deux facteurs susceptibles de se fatiguer : l'un est d'origine centrale, purement nerveux : c'est la volonté ; l'autre périphérique : c'est le travail chimique qui se transforme en travail mécanique dans la fibre musculaire. Dans les diverses manifestations de la fatigue, deux phénomènes surtout frappent l'attention : le premier est la diminution de la force musculaire, le second est la sensation interne de la fatigue ; or, l'intensité de la sensation ne dépend pas uniquement de l'intensité de la cause excitante mais encore de la masse de la sensibilité ou de la force que les organes intéressés possèdent à ce moment (Mosso[1]).

Mlle Yoteyko (Dictionnaire de Physiologie) localise l'altération dûe à la fatigue à l'appareil intermédiaire qui rattache le nerf moteur au muscle (plaques motrices).

On peut pousser plus loin la décomposition du phénomène fatigue en remarquant qu'il se rapporte au phénomène mouvement. Dans celui-ci interviennent au moins deux neurones : le neurone cortical et le neurone des cornes antérieures de la moëlle, du bulbe ou de la protubérance. Ce neurone peut donc intervenir dans la fatigue.

Quant à l'influence du cervelet et du sympathique, leurs relations avec l'asthénie sont peu nettes et encore bien discutées.

En résumé, la fatigue résulte d'une diminution de l'activité de l'appareil corticoneuromusculaire ; elle

[1] *La fatigue intellectuelle et physique*, traduit de l'italien sur la Ve édition par P. Langlois, in Bibliothèque de philosophie contemporaine, 1904.

Voir aussi *Traité de physiologie de Morat et Doyon*, tome I, p. 293 et Art FATIGUE, in *Dictionnaire de physiologie*.

peut se produire en dehors des lésions proprement dites de cet appareil si les substances chimiques « fatigantes » sont mal éliminées ou produites en surabondance. Des toxines autres que celles résultant du travail musculaire peuvent avoir des propriétés analogues et produire les mêmes effets.

Les déchets du travail mal éliminés, les déchets d'un organisme malade, les produits provenant d'une intoxication exogène, un réflexe même à point de départ variable peuvent impressionner dans un même sens l'appareil corticoneuromusculaire et produire une fatigue anormale et maladive qui sera l'asthénie.

Une irritabilité particulière du système nerveux, résultant de l'hérédité ou de prédispositions diverses, rendra le phénomène plus précoce et plus marqué ; des causes minimes pourront ainsi produire des effets intenses.

La fatigue retentit d'ailleurs à l'état physiologique sur la substance chromophile des éléments nerveux en provoquant une usure, une diminution de celle-ci (recherches de Mann, Hodge, Demoor e[illegible]ck); d'autre part, les cellules ne peuvent renouveler cette substance chromophile que grâce à la circulation (expériences de Dutil et Ballet[1]).

Notons aussi les mouvements amiboïdes des dendrites (mouvements sur l'existence desquels on discute encore), qui pourraient expliquer les paralysies hystériques (Lépine) et qui se produiraient aussi lorsqu'on

[1] Voir pour toute cette partie M. Duval, *Précis d'Histologie*, 2° édit., 1900. — Renaut, *Traité d'Histologie passim* et Grasset, *Grandeur et décadence du neurone*, in Année psychologique, t. X.

soumet des animaux à une fatigue exagérée (expériences de Manouelian et Mathias Duval).

Morat enfin, en 1894, a localisé le centre fonctionnel au niveau de l'articulation des neurones entre eux, alors que le centre trophique est le corps cellulaire ; d'où une dissociation possible des deux phénomènes.

D'autre part, « l'asthénie motrice bulbospinale » a des localisations nettement fonctionnelles et son évolution répond à une distribution nerveuse. Sa localisation dans les centres nerveux paraît vraisemblable et l'on comprend que la fatigue précoce puisse dépendre d'une altération de la nutrition du protoneurone moteur ou de ses prolongements sous des influences diverses, toxiques ou vasculaires en particulier. Une fatigue morbide, à caractères un peu différents, pourra résulter également d'une altération du neurone cortical ou de ses prolongements, surtout du prolongement qui le met en relation avec les étages moteurs plus bas situés.

En présence de ces faits, on peut admettre avec Raymond et Alquier, que, dans certains cas, le phénomène élémentaire de « l'asthénie motrice » puisse être une sorte de « claudication intermittente » due à une irrigation sanguine insuffisante en quantité ou en qualité.

Ainsi peuvent s'expliquer les causes multiples et diverses qui ont pu être invoquées comme *primum movens* de l'asthénie ; ainsi peuvent s'expliquer sa marche irrégulière, sa gravité spéciale du fait de la localisation fonctionnelle presque constante dans la colonne grise qui contient les noyaux vitaux.

Les lésions diverses qui ont été retrouvées ont agi

soit directement, soit indirectement sur les éléments nerveux par l'intermédiaire du sang dans lequel ils ont versé leurs produits toxiques.

On comprend aussi l'influence possible de l'hérédité nerveuse et la signification possible de malformations diverses.

Considérée comme un trouble de la fatigue, comme une partie d'un grand syndrome physiopathologique, « l'asthénie motrice bulbospinale » nous apparaît de compréhension plus claire. *Elle est un type intermédiaire et un type d'attente.* Elle se rapproche par certains côtés et dans certains cas soit de la neurasthénie, ainsi que le démontre l'observation ci-jointe, soit des paralysies *sine materia* (nous avons vu comment on peut rapprocher la fatigue de la paralysie), telles que les paralysies hystériques, soit des paralysies vraies avec lésions plus fixes, telles qu'elles existent dans la polioencéphalomyélite (un grand nombre de cas publiés) et dans la paralysie pseudobulbaire de Lépine (cas de Déjerine et Thomas).

Observation V résumée.

(Due à l'obligeance de M. le Dr Lannois).

M. C..., lingère, quarante ans, Lyon, entrée le 20 septembre 1904. Pas d'antécédents héréditaires bien importants. Pas d'antécédents personnels notables. Mari mort tuberculeux, était alcoolique. Plusieurs enfants morts en bas-âge, un mort né, deux fausses couches. Deux enfants vivants : l'un mauvais sujet, l'autre sans affection pour sa mère. Chagrins, ennuis, surmenage.

En 1901, crises gastriques avec vomissements et perte

des forces. Au début de 1903, métrorragie très abondante, faiblesse, accidents nerveux : maux de tête, bouffées de chaleur, insomnie, rachialgie au réveil, perte de la mémoire, perte des forces accentuée. En 1904, apparition de tremblement des mains.

A l'examen, on note seulement : défaut de résistance, de l'hyperesthésie, reflexes à peu près normaux, pas de troubles sphinctériens. Examen splanchnique ne révèle rien.

Au milieu de novembre, on remarque une immobilité presque complète des globes oculaires : la convergence volontaire et les mouvements associés volontaires sont difficiles à obtenir, limités et mal soutenus. Pas de diplopie, pas de troubles pupillaires. Faiblesse des bras ; impossibilité de maintenir l'attitude du serment. Quelques jours plus tard, on remarque une légère asymétrie faciale.

En août-septembre période de bien être suivie d'une période d'asthénie plus prononcée.

Malgré l'asthénie qu'accuse la malade, on remarque qu'elle présente des mouvements incessants, fréquents et rythmiques comme des tics, contrastant avec un facies absolument sans expression.

C'est pourquoi l'analyse des malades ne saurait être poussée trop loin ; la recherche des symptômes adjacents au syndrome que nous venons de décrire sera utile et nous devrons surtout rechercher du côté des symptômes négatifs : l'absence d'atrophie, de réaction, de dégénérescence, etc., n'est qu'habituelle.

C'est pourquoi il est probable que le syndrome se dissociera, que l'on pourra d'abord reconnaître des cas graves et des cas curables, en attendant que l'on puisse aller plus loin encore.

Les considérations dans lesquelles nous revenons

d'entrer ont leur importance au point de vue du pronostic et du traitement.

Le *pronostic* est sévère et doit être réservé non à cause du trouble en lui-même, mais parce que celui-ci porte sur les nœuds vitaux de l'organisme. L'essentiel pour le malade est, comme le dit Dumarest, de pouvoir attendre, de supporter les moments difficiles où sont touchés ces centres essentiels.

La *thérapeutique* devra s'inspirer de cette notion. Prévenir l'extension de la lésion par la mise au repos le plus absolu, par la suppression de toute cause d'intoxication. Donner en même temps des reconstituants, des tonifiants du système nerveux ; l'opothérapie à ce point de vue doit encore faire ses preuves ; mais l'on n'est pas en droit de la négliger.

Si les phénomènes bulbaires graves apparaissent, il faut lutter envers et contre tout. Nourrir au besoin les malades avec la sonde. Dans les crises respiratoires, on pourra au besoin fortifier le malade par des injections de sérum artificiel qui feront en même temps un lavage du sang [1].

Si l'on retrouve une notion causale importante, l'atténuation de ses effets nocifs par un traitement approprié s'impose.

En intervenant à temps, en mettant en jeu une thérapeutique rationnelle, nous donnerons aux malades des chances de survie, si nous ne leur assurons pas la guérison complète.

[1] Dans un cas de traumatisme cranien avec fracture probable de la base, nous avons vu des injections de sérum artificiel relever le malade d'accidents bulbaires graves.

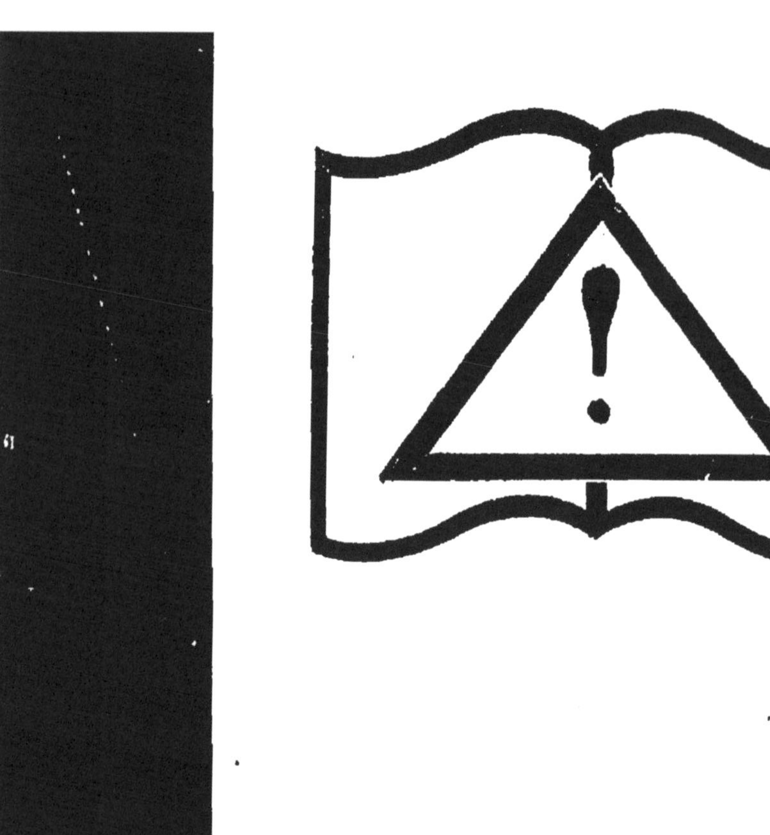

CAHIER (S) OU PAGE (S) INTERVERTI (S) A LA COUTURE
RETABLI (S) A LA PRISE DE VUE.

DE LA PAGE 69
A LA PAGE 72

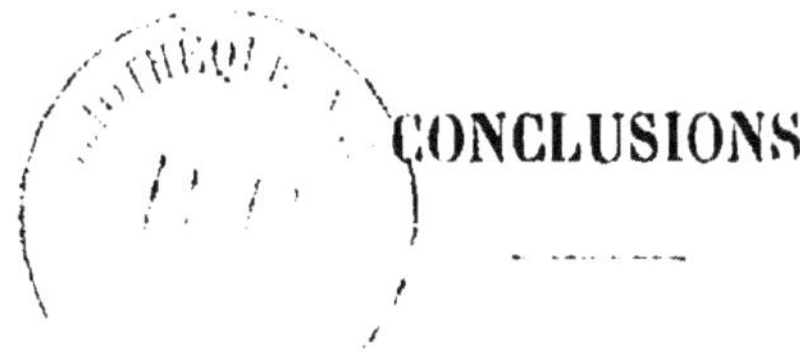

CONCLUSIONS

I. — Il existe en clinique un complexus symptomatique, que l'on peut désigner sous le nom d' « Asthénie motrice bulbo-spinale » (Raymond), caractérisé par :

A. Une fatigabilité anormale, rapide, variable, à début localisé, le plus souvent bulbo-protubérantiel et à tendance extensive surtout descendante.

B. L'absence habituelle des signes myélopathiques : atrophie, réaction de dégénérescence, contractions fibrillaires, troubles des reflexes, troubles de la sensibilité.

Divers éléments se surajoutent et individualisent chaque malade.

II.— Les notions étiologiques que l'on a trouvées ne constituent qu'un assemblage de faits assez disparates. Aussi bien la complexité des causes est-elle très fréquente. L'hérédité nerveuse ou toxique, l'intoxication soit d'origine infectieuse, soit par des produits exogènes ou autogénes semblent résumer, dans un grand nombre de cas, cette étiologie.

III. — Les lésions les plus diverses ont été retrouvées et l'on peut dire qu'il n'existe pas de trouble matériel actuellement décrit, constant ou typique.

IV. — « L'asthénie motrice bulbo-spinale » n'est pas une, elle comprend un grand nombre de faits dont le lien commun réside seulement dans l'analogie des symptômes.

V. — Son étude constitue un chapitre de la physio-pathologie de la fatigue et l'affection paraît alors pouvoir être considérée comme un trouble des neurones moteurs ponto bulbo médullaires, trouble qui peut dépendre d'une modification dans le fonctionnement des neurones sus-jacents, d'une lésion du neurone lui-même dans laquelle peuvent intervenir des troubles (en quantité ou en qualité) d'irrigation sanguine.

VI. — Le type morbide « d'Erb Goldflam » devient alors « un type intermédiaire ou de transition entre les paralysies vraies et les paralysies hystériques dans lesquelles nous ne pouvons encore reconnaître au microscope aucun trouble matériel bien qu'il en existe certainement » (Lépine).

VII. — Somme toute, « l'asthénie motrice bulbo-spinale » est un syndrôme d'attente, se rapprochant par certains côtés et suivant les cas, soit de la neurasthénie ou des paralysies « sine materiâ », soit des paralysies vraies telles qu'elles existent dans la polio-encephalomyélite et dans la paralysie pseudo-bulbaire de Lépine.

INDEX BIBLIOGRAPHIQUE

Nous donnons ici toutes les indications bibliographiques que nous avons pu retrouver. Malgré que quelques-unes soient incomplètes, nous préférons les transcrire telles quelles.

ABRICOSSOFF. — Paralysie myasthénique après l'influenza (*Revue russe de Médecine*, 1902, n° 1).

ANGELINI. — Su di una sindrome simulante la malattia di Erb Goldflam (*Riv. de Psicologia*, 30 juin 1898).

AUERBACH. — *Archiv. für Psych.*, 1902, fasc. 2.

V. BALLET. — Thèse, Paris, 1898.

BERGER. — *Arch. ital. de clin. medic.*, 1886.

BERKLEY. — Asthenic bulbaparalysis. (*Joh. Hopkins Hospital Reports*, vol. VI, 1897).

BERNHARDT M. — Zur Lehre von der nuclearen Augenmuskel, und ihren Complication (*Berlin. klin. Wochenschr*, 1890, n° 43).

BIELCHOWSKY. — Un cas de ptosis double récidivant avec manifestations myasthéniques des extrémités supérieures (*Medizin. Gesellschaft in Leipzig*, 9 nov. 1902 ; *Deutsche Zeitschr. f. Nervenheilk*, 1902, Bd XXII.

BRAMWELL. — *Scottish méd. and. surg Journal*, vol. VIII, n° 5.

BRISSAUD et BAUER. — Syndrome de Basedow lié à une paralysie bulbospinale asthénique. (*Soc. de neurol.*, 1er déc. 1904 ; C. R. in *Revue neurol.*, 1904).

BRISSAUD et LATZENBERG. — *Arch. gén. de* [illegible] 1897 I, p. 257.

BROWN. — *Médical Record*, n° 21, nov. 1900.

BUCK (DE). — J. de neur., 1900, p. 61 ; *Belgique méd.*, 1900, n° 14-15.

DE BUCK et BROECKAERT. — *Bull. soc. de médecine mentale de Belgique*, 1900, n° 99 ; *Belgique médicale*, 1901, n° 9.

BUIST. — *Journal of the american méd. Assoc.*, 5 mai 1901.

BURR et N. CARTLEY. — *American journal of med. sc.*, 1901, CXX, p. 46.

BUZZARD. — *British med. journal*, 1890, p. 593.

Pathol. sc. of, London, mai 1905 (*The Lancet*, 27 mai 1905).

CAMPBELL H. — *British med. journal*, 3 mars 1894.

— Proc. of the clinical soc. of London, 1889.

CAMPBELL et BRAMWELL. — *Brain*, 1900.

CARDARELLI. — *Bollettino delle cliniche Milano*, 1898, p. 297

CHARCOT et MARINESCO. — Paralysie aiguë bulbaire supérieure à type descendant. *(C. R. Soc. Biol.*, 1er mars 1885).

CHATIN. — Cours de pathologie interne, 1904-1905.

CLARKS. — Notes sur quelques affections rares du système nerveux, en particulier sur la myasténie grave. *(Medical Record*, 27 juillet 1904).

CLAUDE (H.). — Article du *Traité de médecine et de thérapeutique*, publié sous la direction de *Brouardel et Gilbert*.

CLIFFORD ALBUTT. — *System of medecine*.

COHN. — *Neurol. Centralbl.*, Bd XVIII, n° 23.

COLLINS. — *Int. med. magazine*, avril 1896, p. 203.

DEJERINE et THOMAS. — Congrès international de médecine, 1900.

DEVIC et ROUX. — *Revue de médecine*, mai 1896, p. 412; *Revue neurol*, 1901, n° 1.

DILLER (Théo.). — Un cas compliqué d'œdème angioneurotique. *(The Journal of nervous and mental disease*, avril 1903, vol. III, n° 4).

DOMINICI LONGO. — Un cas avec guérison. *(Gazzetta medica lombarda, Milano*, 18 août 1901).

DORENDORF. — Un cas à évolution rapide *(Deutsche med. Wochenschrift*, déc. 1902).

DOWNAROWICZ. — *Monatschr. f. Psychiatrie*, 1899, v. p. 80.

DRESCHFELD. — *Brit. med. journal*, 1893, p. 176

DUMAREST. — Un cas suivi de guérison. *(Echo médical de Lyon*, octobre 1896, p. 245.

DUPRÉ et PAGNIEZ. — Soc. de neurol., 6 février 1902 : *Nouvelle Iconogr. de la Salpêtr.*, 1905, n° 3, p. 247.

EISENLHOR (K.) — *Neurologisches Centralblatt*, 1887, n° 15, p. 337.

ERB. — *Archiv. fur Psych.*, 1878, Bd X, p. 836.

EULENBURG. — *Deutsch. med. Wocheuschr.*, 6 janvier 1896.

FAJERSTAJN. — *Neurol. Centralbl.*, 1896, s. 833.

FEMBERG. — *Neurol Centralbl.*, 1er février 1900, s. 103.

FERRANINI. — Chorée molle, épilepsie choréique et myasténie pseudo-paralytique *(Riforma medica*, 1er juillet 1903, n° 26, p. 713).

FINIZIO. — *Riforma medica*, 1898, p. 580, 602, 615.

FUCHS. — *Wiener klinis. Wochenschr.*, 1904, n° 52.

GALVAGNI. — Guérison de myasténie par la paragangline Vassale *(Riforma medica*, 1904, n° 30 (??).

O. GIESE et F. SCHULTZE. — *Deutsche Zeitschr.*, *f. Nervenheilk*, 1900, t. XVIII.

GOLDFLAM. — *Deutsche Zeitschr. f. Nervenheilk*, 1893, Bd IV, p. 302.
Neurol. Centralblatt, 1891, s. 204.
Wolkmanns Sammlung, 1898, n° 205.
Neurol. Centralblatt, 1902, nos 3 à 11.

GOWERS. — *Deutsche mediz. Wochenschr.*, nos 16 et 17, avril 1902 ; in
GOWERS. — *Deutsche mediz. Wochenschr.*, nos 16 et 17, avril 1902; *British med. journal*, 24 mai 1902.

GROCO. — *Archiv. ital. di Clin. med.*, 1896, II (in v. Ballet).

GROSZ. — *Archiv. f. Klin.*, 1902, XXXIV, p. 39.

GUILLAIN (G.). — Article dans le *Traité de médecine*, publié sous la direction de *Bouchard et Brissaud*, 2e édition.
GUASTONI et LOMBI. — *Policlino*, sept.-oct. 1900.
GUTHRIE. — *The Lancet*, 9 février 1901.
HALDOR SNEVE. — *Saint-Paul med. journal*, janvier 1902.
HALL. — *Brit. med. journal*, 1890.
HEY (J.). — *Münchener med. Wochenschr.*, nov. 1903, p. 1867.
HINGSTON et STODDART. — *The Lancet*, 15 mars 1902.
HOLDMOSER. — *Zeitschr. f. Heilk*, août 1902, p. 270.
HOFMANN. — Wandersammlung der südwestdeutsch. Neurologen Baden-Baden, 3 juin 1899.
DE HOLSTEIN (Wladimir). — *Semaine médicale*, 1896, 20 janvier.
HOPE. — *Berliner klin. Wochenschr.*, 1892, n° 14, p. 332.
Von HÖSSLIN. — Paralysies puerpérales (une partie pour la myasténie grave) *(Archiv. f. Psych.*, Bd XXXVIII, fas. 3).
HUN BLUSSER et STREETER. — *Albany med. journal*, janvier 1904.
HUNTER. — *The Lancet*, 7 déc. 1901.
IVANOW. — *Revue russe de neurol. et de psychol.*, 1896, nos 2 et 3.
JACOBY. — *New-York neurol. soc.*, 8 avril 1902.
JOLLY. — *Berl. klinisch. Wochenschr.*, 1895, s. 1 et 37.
JOSSERAND. — Société de médecine de Lyon, février 1901 ; in *Province médicale*, 1901.
KALISCHER. — *Berlin. klinisch. Wochenschrift*, 1895, p. 220.
— *Berlin. klinisch. Wochenschr.*, 1897, n° 2, p. 18.
KARPLUS (S. P.). — *Jarb. f. Psych.*, Bd XV, s. 330.
KOLARITZ (H.). — *Deutsche Archiv. f. klinisch. Medicin.* Bd LXXII, H. 2, 1902.
KOHN. — *Prag. med. Wochenschr.*, 1903, p. 242.
LAQUER. — *Volkmans Saml. klin. Vortraege*, 1898, n° 205.
LAQUER et WEIGERT. — *Neurol. Centralblatt*, 1901, n° 13, p. 594.
LANNOIS. — Leçon clinique.
LANNOIS, KLIPPEL et VILLARET. — Soc. de neurol., 2 février 1905 (C. R. in *Revue neurologique*, 28 février 1905).
DE LEON (Montevideo). — *Nouvelle iconographie de la Salpêtrière*, 1904, p. 259.
LECLERC. — Société médicale des Hôpitaux de Lyon, 2 décembre 1901 (C. R. in *Lyon médical*, 1901, II, p. 830).
LECLERC et SARVONAT. — *Revue de Médecine*, nov. 1905.
LÉPINE et JOLY. — Société nationale de médecine, 1902 (C. R. in *Lyon médical*, 1902, II, 835).
Cliniques de l'Hôtel-Dieu.
LINK (R.). — *Deutsche Zeitschr. f. Nervenheilk*, 1902, Bd XXIII, p. 114, 124.
LONG et WIKI. — *Revue médicale de Suisse romande*, 1901, p. 401.
LOSER. — *Zeitschr. f. Augenblick.*, 1904, XII.
MAC CARTHY. — *Bollettino delle clinische*, juin 1901, p. 274.
MAILHOUSE. — *Boston. med. journal*, 1898, n° 10.
MARCHETTI. — *Rivista critica di clinica medica Firenze*, 23 février 1901.
P. MARIE et ROQUES. — *Bull. et mém. de Soc. méd. des Hôpit. de Paris*,

20 mai 1898.

MASSALONGO. — XIe Congrès italien de médecine interne, Pise, 27-31 oct. 1901 (*Atti del reale instituto di scienze, lettere ed arti, Venezia*, 1901-1902).

MAYER. — *Wien. klin. Wochenschr.*, 1894, s. 166, et *Neurol. Centralbl.*, 1894, s. 398.

MEJERSTEIN. — *Neurol. Centralblatt*, 1903, s. 1089.

MENDEL. — *Neurol. Centralblatt*, 1901, n° 3, s. 111.

MOHR. — *Berlin. klinis. Wochenschr.*, 10 nov. 1903, p. 1052.

MONTESANO. — *Rivista quindic. di Psych.*, vol. II, 2, 1898.

MURRI. — *Il Policlinico*, 1895, vol. II.

MYERS. — *Journal of pathol. and bacteriol.*, sept. 1902.

OULMONT et BEAUDOUIN. — Soc. neurol., avril 1905 (*Revue neurol.*, 1905, p. 453).

OPPENHEIM et SIEMERLING. — *Berliner klin. Wochenschr.*, 1886, vol. XXIII, s. 79.

OPPENHEIM. — *Virchows Arch.*, 1887, s. 522.

— Congrès de Halle, 21 octobre 1900 (*Archiv. f. Psych.*, 1901, fas. 1).

— *Monographie*, Berlin, 1901.

— *Deutsch. med. Wochenschr.*, 1904, n° 29, s. 1053.

— *Maladies nerveuses*, 1905, Berlin.

PAUL. — *Boston med. journal*, 20 décembre 1900.

PHIL. — *Berlin. klin. Wochenschr.*, 1905, n° 35.

PINELES. — *Wien. klin. Wochenschr.*, 1er février 1894 ; *Jahrbuch f. Psych.*, XIII, 2 et 3.

PREOBRAJENSKY. — Soc. de neurol. et de psychiat. de Moscou, 9 avril 1899 ; *Vratsch*, 1899, p. 557.

PUNTON. — *Journal of nervous and mental disease*, vol. XXVI, n° 9, sept. 1899, p. 545.

RAYMOND (Paul). — *Gazette des Hôpitaux*, 1890, n° 126.

RAYMOND (F.). — Leçons cliniques, 4e série, p. 158 ; 5e série, p. 334. *Presse médicale*, 1902.

RAYMOND (F.) et SICARD. — Soc. de neurol., 12 janvier 1905 (C. R. in *Revue neurolog.*, 30 janvier 1905).

RAYMOND (F.) et ALQUIER. — *Archives de médecine expériment. et d'anat. pathol.*, juillet 1905.

REMAK. — *Berlin. klin. Wochenschr.*, 1891.

ROQUES (L.). — *Revue neurol.*, 1898, p. 604.

RUSSEL (R.). — *The Lancet*, 1904, p. 1205.

SAENGER. — Soc. médic. Hambourg, 4 janvier 1898 ; *Neurol. Centralbl.*, 1898, n° 6.

SAEGER BROWN. — *Medic. Record*, 24 nov. 1900.

SCHULE. — *Münsch. med. Wochenschr.*, 1899, n° 13.

SEIFFER. — *Archiv. f. Psych.*, 1901, fasc. 1.

SENATOR. — *Neurol. Centralbl.*, 15 mars 1892.

— *Berlin. klin. Wochenschr.*, 1899, n° 8.

SHAW. — *Brain*, 1890, p. 96, XLIX.

SILFERMARK. — *Wien. klin. Rundschau*, 1896, n°s 45 et 46.

SINKLER. — Philadelph. med. Journal, 8 février 1902, n° 6.

SINKLER WARTHON. — *The journal of nervous and mental disease*, vol. XXVI, n° 9, sept. 1899, p. 536.

SÖLDER. — *Neurol. Centralbl.*, 1894, s. 574 ; démonstration d'un cas de Goldflam.

SOSSEDORF (Mlle). — Thèse, Genève, 1896, parue en 1898.

SPILLER et BUKMANN. — *Americ. Journal of med. scien.*, 1905, I, p. 593.

SPILLER et POSEY. — Id., p. 588.

STEINERT. — *Deutsch. Archiv f. klin. Med.*, 1904, Bd XXXXVIII.

STELZNER. — *Archiv. f. Psych.*, XXXVIII, p. 171.

STODDART. — *The Lancet*, n° 4098, 15 mars 1902.

STRUMPELL. — *Deutsch. Zeitschr. f. Nervenheilk.* 1896, t. VIII ; fasc. II, p. 16.

SUCKLING. — *Brit med. Journal*, 1893.

TAYLOR. — Brit. med Journal, 11 mars 1905.

TOBY COHN. — *Berlin. klin. Wochenschr.*, août 1897, s. 680.

UNVERRICHT. — *Centralblatt f. innere Medic.*, 1898, n° 4.

VENTRA. — IXe Congrès de Soc. Ital. de freniat. Ancone, 1901 (*Rivista, sper. di freniatr.*, 1902, p. 113).

VERGER. — *Mémoires de la Soc. de méd. et de chirurg. de Bordeaux*, 1902, p. 25 ; *Gazette hebdomad. des sciences médic. de Bordeaux*, 2 juin 1903.

WEIGERT. — *Neurol Centralblatt*, 1er juillet 1901 ; *Archiv f. Psych.*, Bd XXXIV, fasc. 3, 1901, p. 1063.

WESTCOTT. — *Journal of the american Associat.*, 11 juillet 1903.

WHEATON. — *The Boston med. and surg. journal*, vol. CXXXVIII, 1898, n° 3, p. 54.

WIDAL et MARINESCO. — *Presse médicale*, 14 avril 1897 ; *Bull. et Mémoires de Soc. méd. des Hôpit.*, 1897, p. 518.

WILKS. — On cerebritis, hysteria and bulb. paralysis as illustr. of arrest of function of cerebrospinal centres (*Guy's Hosp. Reports*, 1877, XXII, p. 54).

1762. — Lyon, Imp. R. Schneider, 9, quai de l'Hôpital.

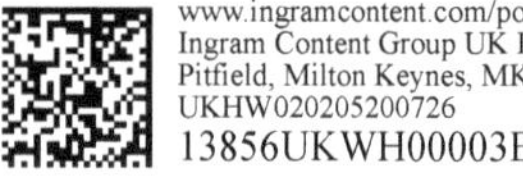
www.ingramcontent.com/pod-product-compliance
Ingram Content Group UK Ltd.
Pitfield, Milton Keynes, MK11 3LW, UK
UKHW020205200726
13856UKWH00003B/1218

9 782013 550260